# 感情を〝毒〟にしないコツ

心と体の免疫力を高める「1日5分」の習慣

大平哲也



青春新書
INTELLIGENCE

# はじめに

## 「感情」は〝毒〟にもなれば〝薬〟にもなる

「心に起きることはすべて体に影響し、体に起きることもまた心に影響する」

これは「医学の父」といわれる古代ギリシャの医師ヒポクラテス（紀元前460〜370年頃）の言葉です。

ストレスや不安から、うつなどの心の病気になることはよく知られています。一方で、怒り、不安、ストレスといった「負の感情」の影響が体に出てくることもあります。

こうした「心と体のつながり」について、私たちはなんとなく理解しているのではないでしょうか。

それが明確なデータとなってあらわれたのが、東日本大震災による津波の影響で原発事故が起きた福島県で、2011年からおこなわれている県民健康調査です。

福島県出身であり、学生時代も福島県で過ごした私は、震災後、福島に戻り、母校の福島県立医科大学がおこなっているこの県民健康調査に、医師としてかかわるようになりました。

毎年調査をおこなっていくうちに、放射線に対する不安や避難生活によるストレスなどが、うつやトラウマとなって心にあらわれていることがわかってきました。それだけではありません。震災後は高血圧、糖尿病、脂質異常症といった生活習慣病全般が増えていたのです。調べてみると、心の状態と生活習慣病全般は、密接に関係していることがわかってきました。

つまり、「感情」が心だけでなく体の病気も招いている、ということです。そして、逆に生活習慣病が「感情」に影響することもあります。

これは福島県だけの問題ではなく、今後、全国あるいは世界中で同様のことが起こる可能性があると思っています。

その理由は、2020年現在、全世界に感染が広がっている新型コロナウイルスの問題です。原発事故後の不安やストレス、放射線を避けるために家にこもるようになるといった日常生活の変化が、新型コロナウイルスの影響で不安やストレスを感じたり、感染予防のために外出を控えるといった今の状況と酷似《こくじ》しているからです。

新型コロナウイルス感染症にはならなくても、その影響でほかの病気になっては元も子もありません。そこで、「ウィズコロナ時代」を生きる私たちが、心も体も健康に過ごすためのヒントとして福島県の医学データが参考になると思い、本書をまとめました。

極度の不安やストレスがさまざまな病気につながる一方で、「笑い」が免疫力をアップさせるといった話を聞いたことがある人も多いのではないでしょうか。

実際、がんを攻撃する免疫細胞のＮＫ（ナチュラルキラー）細胞は、笑うことで活性化することがわかっています。

私は臨床医を経て、現在は病気にならないための予防医学の研究をしており、笑いと病気の関係についての調査や笑いを用いた健康教室、そして笑いを取り入れた講演などをおこなってきました。この本では、こうした活動を通して得られた、健康になるための具体的な方法もお伝えしていきます。

「喜怒哀楽」といわれるように、ひと口に「感情」といっても、怒りや不安、悲しみから喜びまで、さまざまなものがあります。

誤解しないでいただきたいのですが、「感情」そのものが直接心や体に悪い影響を与えることは多くありません。ただ、それを病気という〝毒〟にするか、あるいは心や体を癒やす〝薬〟にするかは、私たち次第です。

人は目に見えないものに不安を感じるものですが、見えない、わからないということは、いい方向に変えられる可能性があるということでもあります。

先行き不透明な時代だからこそ、不安やストレスに振り回されないために、心と体の免疫力を高めていきましょう。

『感情を〝毒〟にしないコツ』 目次

# 第1章

# 「感情」が病気をつくる

## 怒り、不安、ストレスを「病」にしないコツ

# 第2章
# 「怒り」が血管トラブルを招く
## 感情が生活習慣病の引き金になる

第3章

# 負の感情をためると「うつ」になる

## 感情がエネルギーを奪っていく

# 第4章 心と体の免疫力を高める「1日5分」の習慣

## 感情よりも行動を変える

本文ＤＴＰ／ベラビスタスタジオ　本文イラスト／富永三紗子　編集協力／樋口由夏

# 序章

## 医学データが物語る「病は気から」の真実

### 震災後の福島の健康調査で見えてきたこと

# 震災後、心の病気だけでなく体の病気も増えた福島県

「病は気から」とよくいわれます。実際にそのようなことがありそうだと思っている方は多いと思いますが、強いストレスがかかると心身に不調があらわれ、それが病気につながっていくということを、医師である私は目の当たりにしてきました。

それを特に強く感じたのが、2011年3月11日に発生した、東日本大震災です。

当時私は大阪に住んでいて、母校の福島県立医科大学には非常勤講師として講義に行っていました。震災後、遠く離れた大阪にいても、実家があり、そして母校のある福島のことが気になっていましたが、何もできない自分をもどかしく思っていました。

そんなとき、母校から声がかかったのです。震災によって福島県の方々の心身の健康状態はかなり深刻なものになっており、福島県の避難者の方々の健康管理を手伝ってほしいということでした。私は迷わず、福島に行くことを決めました。

その福島県立医科大学でおこなっているのが、福島県から委託された「県民健康調査」

です。２０１１年から調査がはじまり、もうすぐ10年目を迎えます。

調査しているのは、福島第一原子力発電所の事故による放射線の直接的な影響ももちろんですが、心と体への影響も見ています。原発の影響というと、どうしても甲状腺検査などのほうが注目されがちですが、心やそれに伴う体への影響もまた重要なのです。

実際、この県民調査の結果から、うつなどの心の病気や、肥満や高血圧、糖尿病や脂質異常症といった生活習慣病全般が増えていることがわかりました。そしてそれは10年経った今でも続いています。

## 不安やストレスが、うつ、生活習慣病となってあらわれる

福島県の県民健康調査では、福島第一原子力発電所の事故による放射線の外部被ばく量を推計する「基本調査」と、詳細調査となる4調査「健康調査」「甲状腺調査」「こころの健康度・生活習慣に関する調査」「妊産婦に関する調査」をおこなっています。ここでは主に「健康調査」「こころの健康度・生活習慣に関する調査」で見えてきた、原発事故後

の体や心への変化についてお話ししましょう。

震災と原発の影響で、福島県では多くの方が避難生活を余儀なくされ、食生活・運動習慣などの生活習慣が大きく変化しました。これまでに16万人以上が避難されていて、今もなお3万人以上もの人が避難しています。

また、震災後しばらくは受診すべき健康診査も受けることができなくなるなど、健康に不安を抱えている住民もいました。

東日本大震災は宮城県、岩手県、福島県が大きな被災地域です。宮城県で震災で亡くなった方は1万人近くいらっしゃいます。岩手県が約5800人、福島県は約1600人となっています。

ところがその後、震災関連死が起こっています。

震災関連死とは、震災のストレスや、避難などによる生活環境の変化で持病が悪化するなどして亡くなる方たちのことをいいますが、この人数が、福島県は2304人いらっしゃいます。これは、宮城県の928人、岩手県の469人を大きく上回っています（20

20年3月現在)。

なぜ、福島県の震災関連死が多いのか、宮城県と岩手県に対して、福島県の違いは何か――それは原発の事故による影響が考えられます。

福島県の住民、特に避難区域住民は、原発事故によって強制的に避難させられたということと、その原発の放射線に対する不安が強いという2つの面があります。それが体にも心にも影響を及ぼしたのです。

実際、震災後の住民の体の変化について、以下のようなものがありました。

**【体の変化】**

・肥満の増加
・高血圧の増加
・糖尿病の増加
・脂質異常症の増加
・肝機能異常の増加

福島県はもともと脳卒中が多く、塩分摂取量も多い県でしたが、私たちは震災前の健診と、震災後の健診のデータを比較してみました。

特に目立ったのが肥満の増加でした。避難者では平均で1・2kg増え、どの年代でも体重が増えていました。また、女性よりも男性のほうに体重増加が多い傾向がありました。

肥満の割合はもともと32％と高めでしたが、震災後は7ポイント増えて39％になり、男性の場合、避難者では42・6％まで増えました（図表1）。都道府県で見ていくと、福島県は女性は全国1位、男性は全国2位の肥満県になってしまいました。

肥満増加に伴って、生活習慣病も増加しています。

実は全国的には、肥満の割合はここ10年であまり変化がありません。ところが福島県では肥満が増え、それにつれて高血圧、糖尿病、脂質異常症、肝機能異常も増えているのです。

避難区域住民では、震災前に比べて震災後の変化は、高血圧は6ポイント増（図表2）、糖尿病は2ポイント増（図表3）、脂質異常症は13ポイント増（図表4）、肝機能異常が5ポイント増（図表5）となっています。

図表1 【福島県の避難区域の震災前後の肥満の推移】

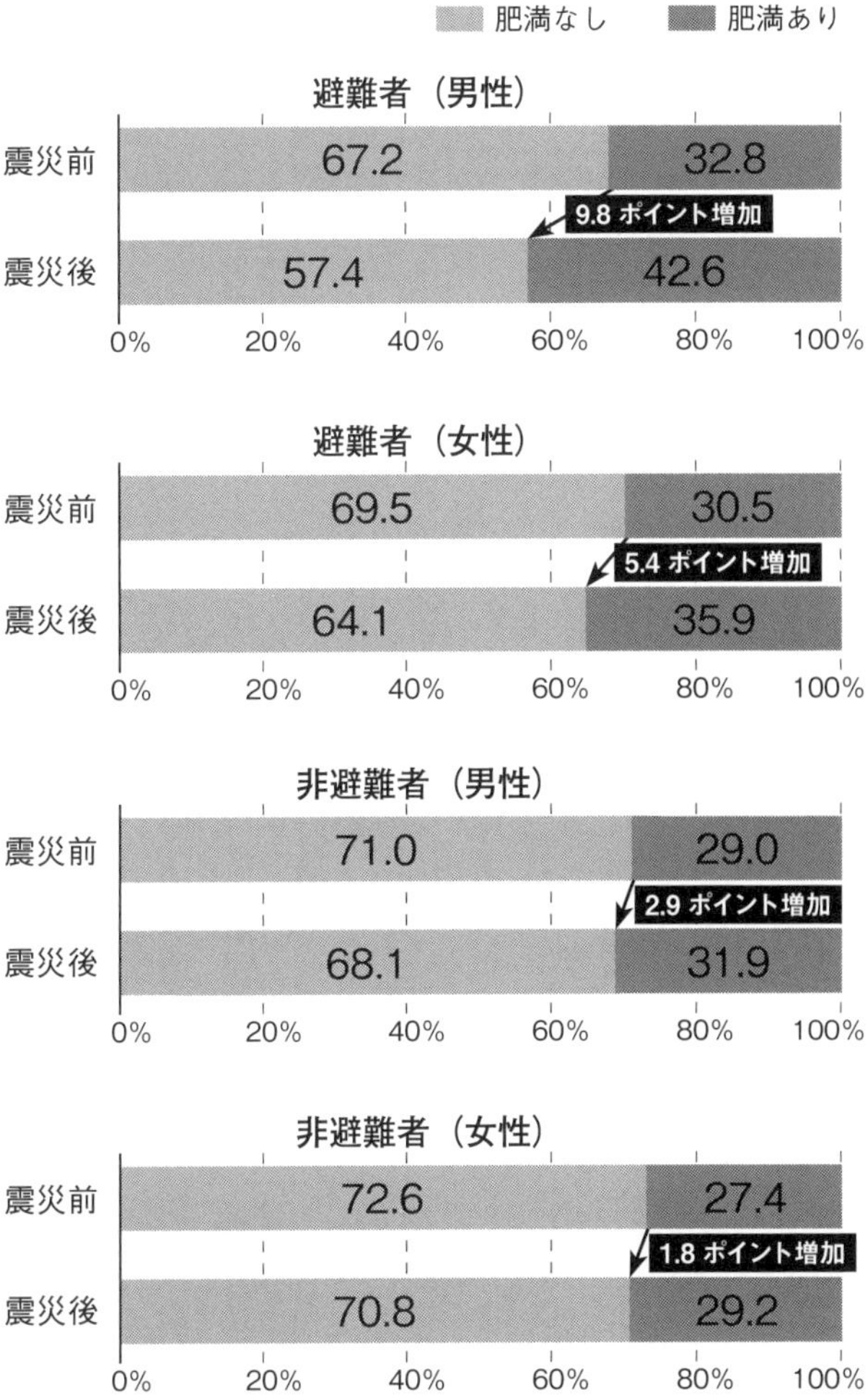


Ohira T, et al. Am J Prev Med, 2016.

### 図表2【福島県の震災前後の高血圧者の推移（避難者）】

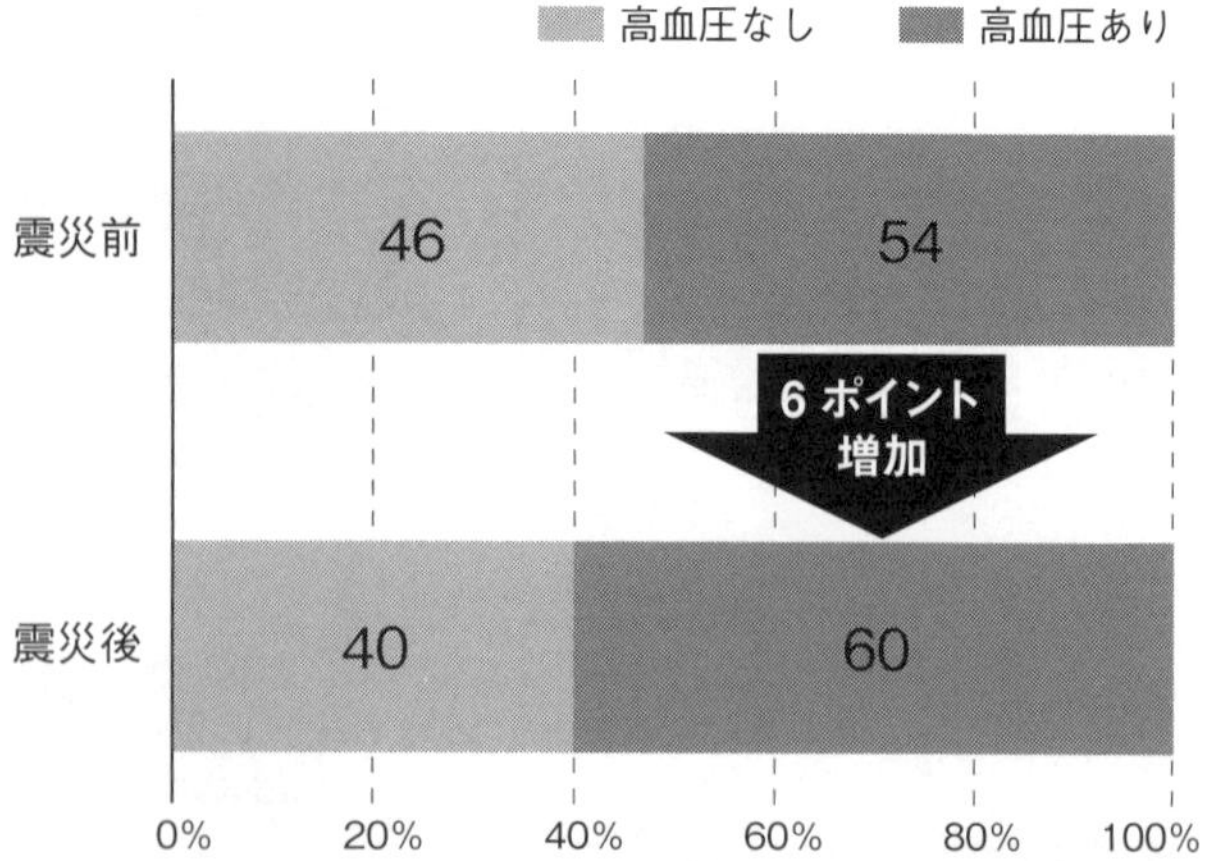


Ohira T, et al. J Nat Inst Public Health. 2018

### 図表3【福島県の震災前後の糖尿病者の推移（避難者）】

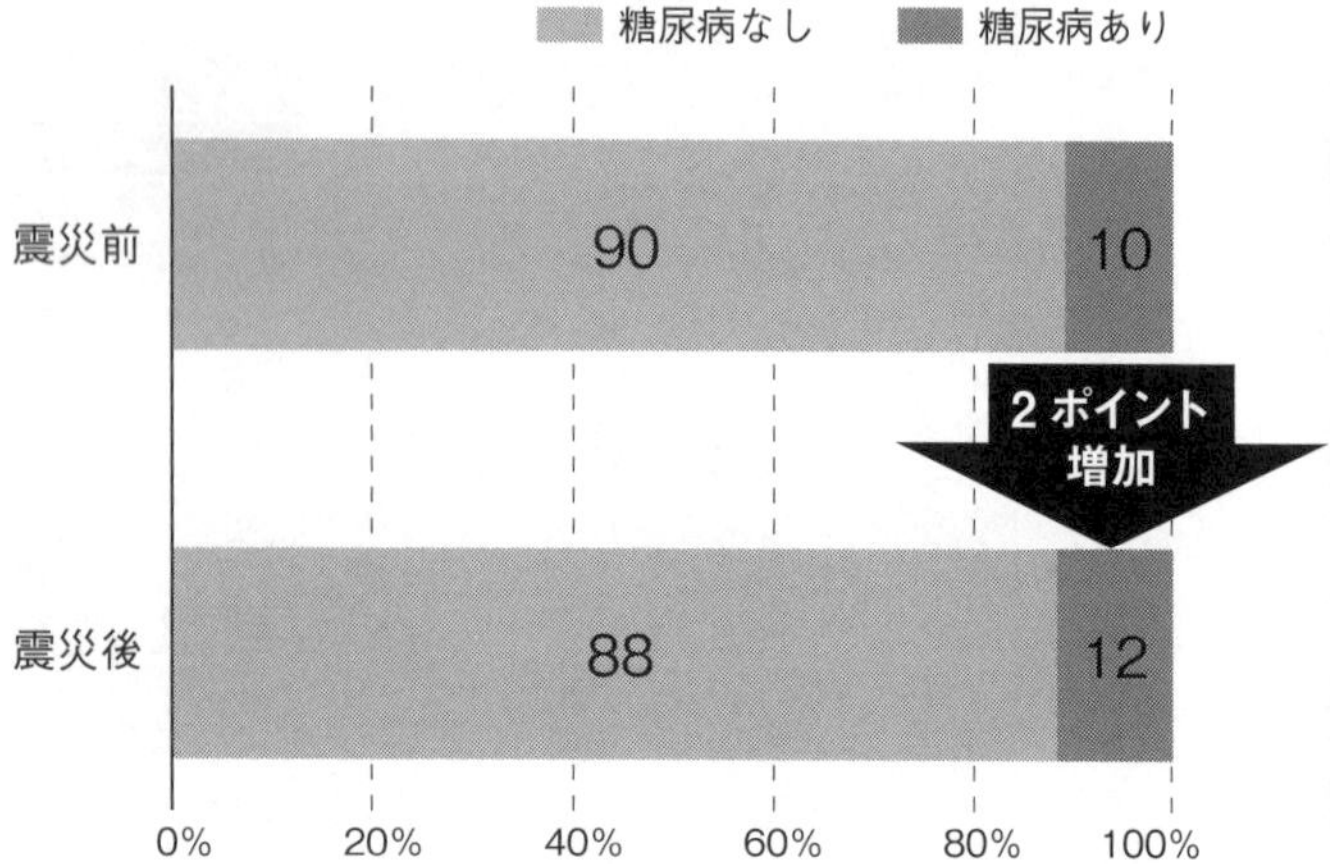


Ohira T, et al. J Nat Inst Public Health. 2018

図表4 【福島県の震災前後の脂質異常者の推移（避難者）】

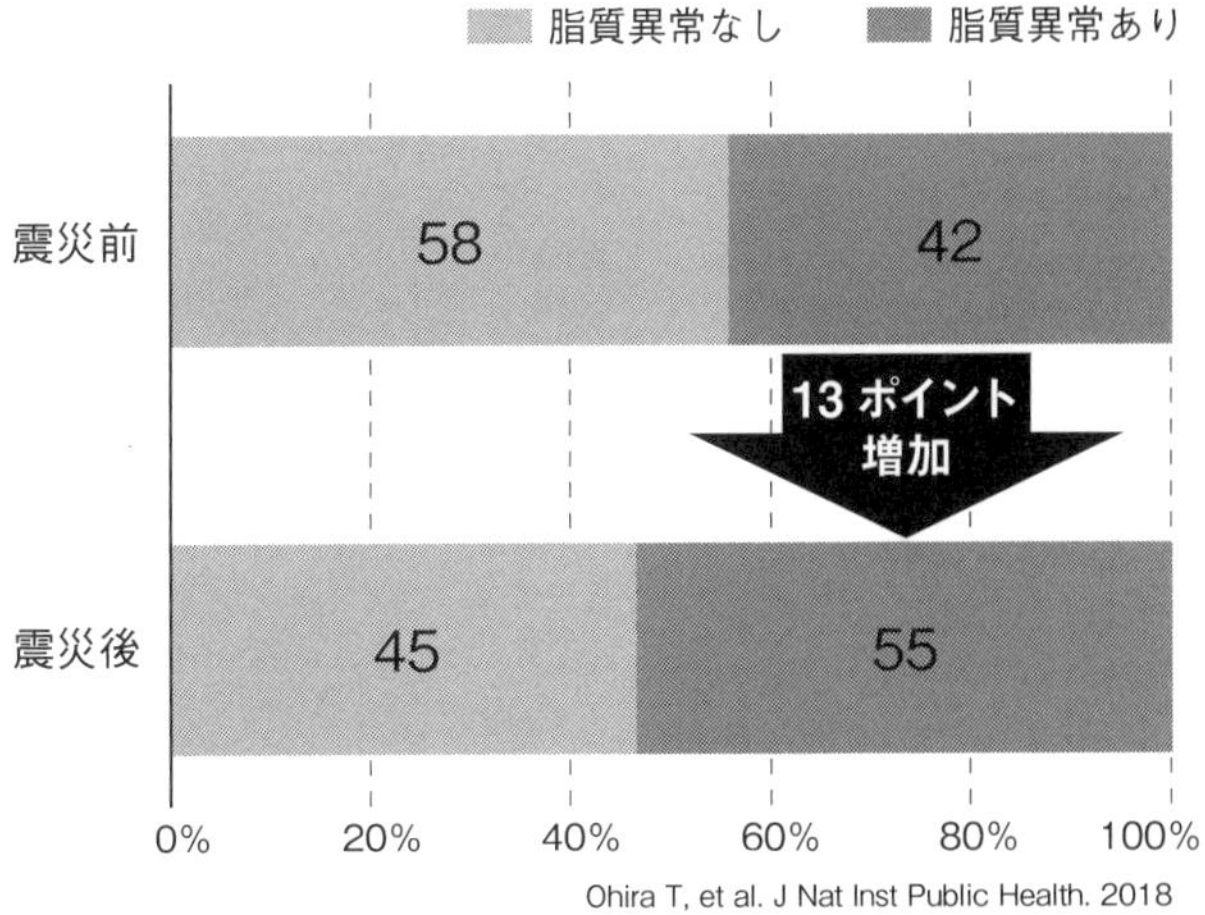


図表5 【福島県の震災前後の肝機能異常者の推移（避難者）】

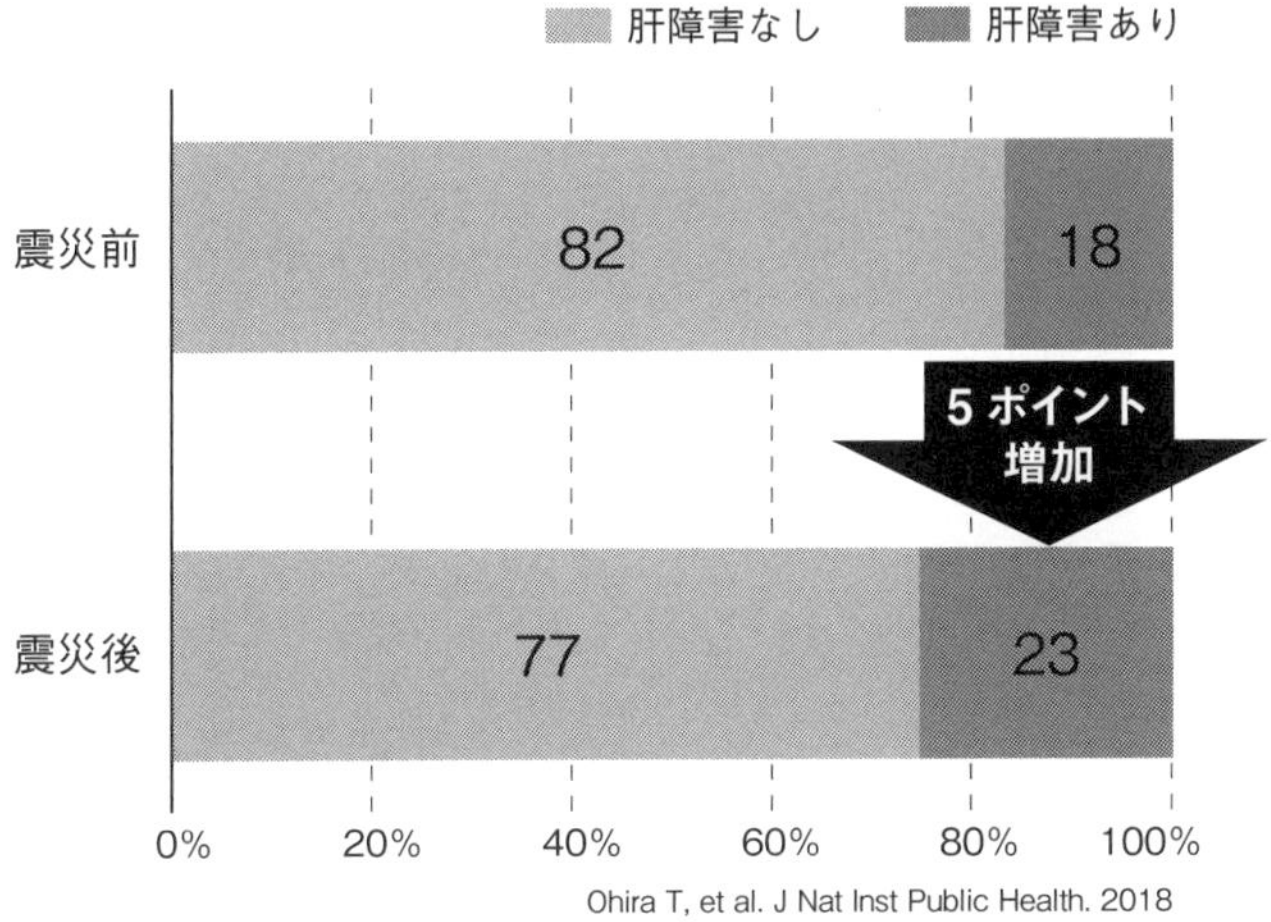

図表6【福島県の震災後の体重の増加量（年代別）】

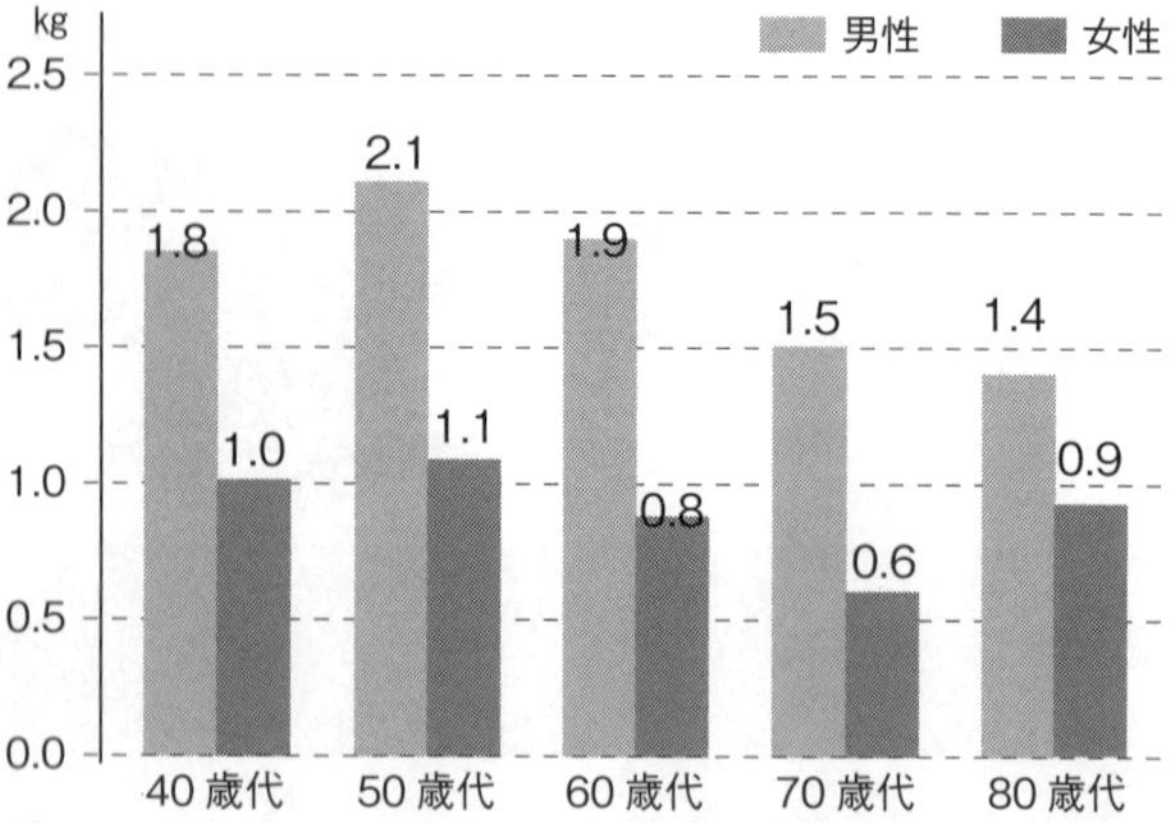

Ohira T, et al. Am J Prev Med, 2016.

メタボリックシンドローム（腹囲が男性85㎝以上、女性90㎝以上に加え、高血糖、高血圧、脂質異常のうち2つ以上をあわせ持った状態のこと）の割合も、2009年は全国で15位でしたが、震災以後に増えていき、2015年にはワースト3位と増加してしまいました（図表7、特定健康診査・特定保健指導の実施状況：厚生労働省）。

しかも注目すべきは、今現在も同じ状態が続いているということです。

次に、心の変化については、以下のようなものがありました。

## 【心の変化】

図表7【福島県のメタボリックシンドロームの割合】

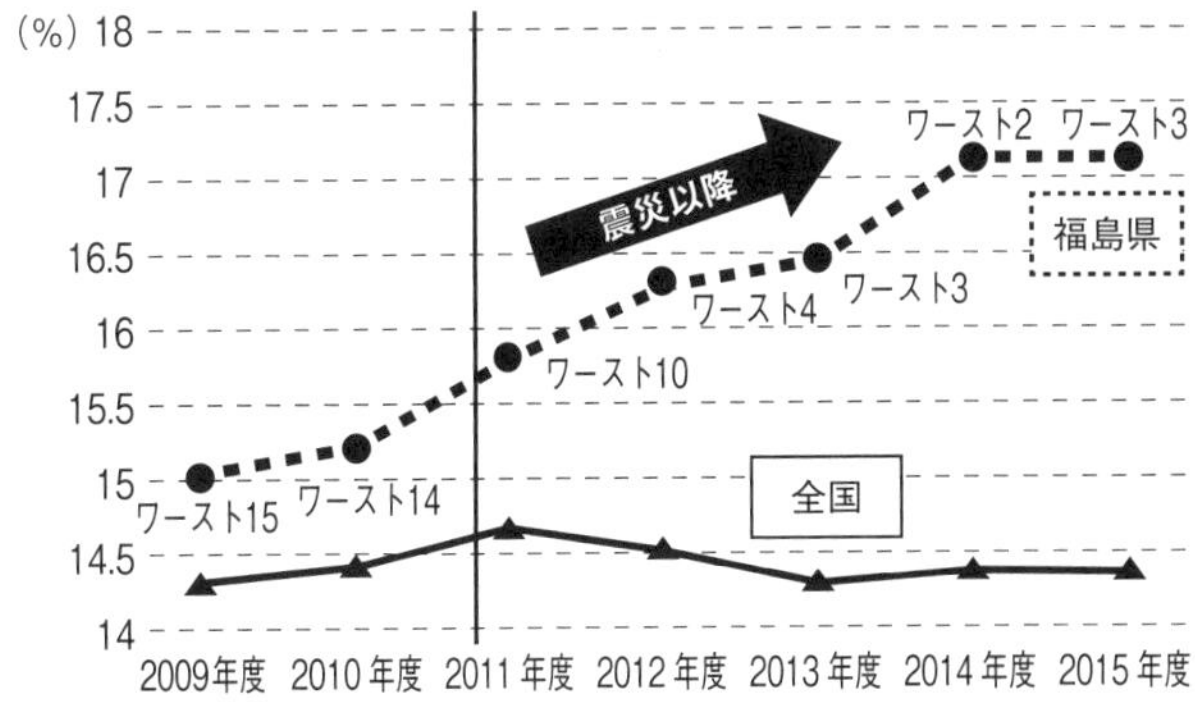


福島県ではもともと全国よりメタボリックシンドロームの該当者が多めだったが、震災以降増加が目立つ。

出典：特定健康診査・特定保健指導の実施状況（厚生労働省）

・うつの増加
・ストレスの増加

福島県で震災後の自覚症状について聞くと、「イライラがある」と答える人がとても多かったのです（図表8）。

震災直後のうつ症状などの精神的苦痛を抱える人の割合を見ると、年代別の平均で約15%近くになりました。ほかの地域は、だいたい3%くらいですので、5倍もの人が震災後にうつ症状が出たことになります。

宮城県でも同様に、震災直後にうつ症状を持つ人の割合は増えましたが、翌年にはもとに戻りました。しかし、福島県は震災後にうつやトラウマが起こり、それがずっと長引いているのです（図表9）。

ちなみにトラウマ反応は、年齢とともにどんどんひどくなっていきます。お年寄りのほうが、急な環境の変化に適応しにくいということになります。心理的な影響は、お年寄りのほうにより強く出るため注意が必要です。

## 新型コロナウイルスと東日本大震災の共通点

現在、世界的に大流行している新型コロナウイルス感染症の拡大。この状況は、東日本大震災と多くの共通点があります。

私たちが原発の影響を調査したところ、多くの人が不安を抱いていることがわかりました。その結果、うつなどの心の病気、肥満や高血圧、糖尿病や脂質異常症などの生活習慣病が増加したことは、これまで見てきたとおりです。

そして実は、私は今後同じことが今回の新型コロナウイルスの影響で起こってくるのではないかと危惧《きぐ》しています。

図表8 【福島県民が震災後に悪化した自覚症状】

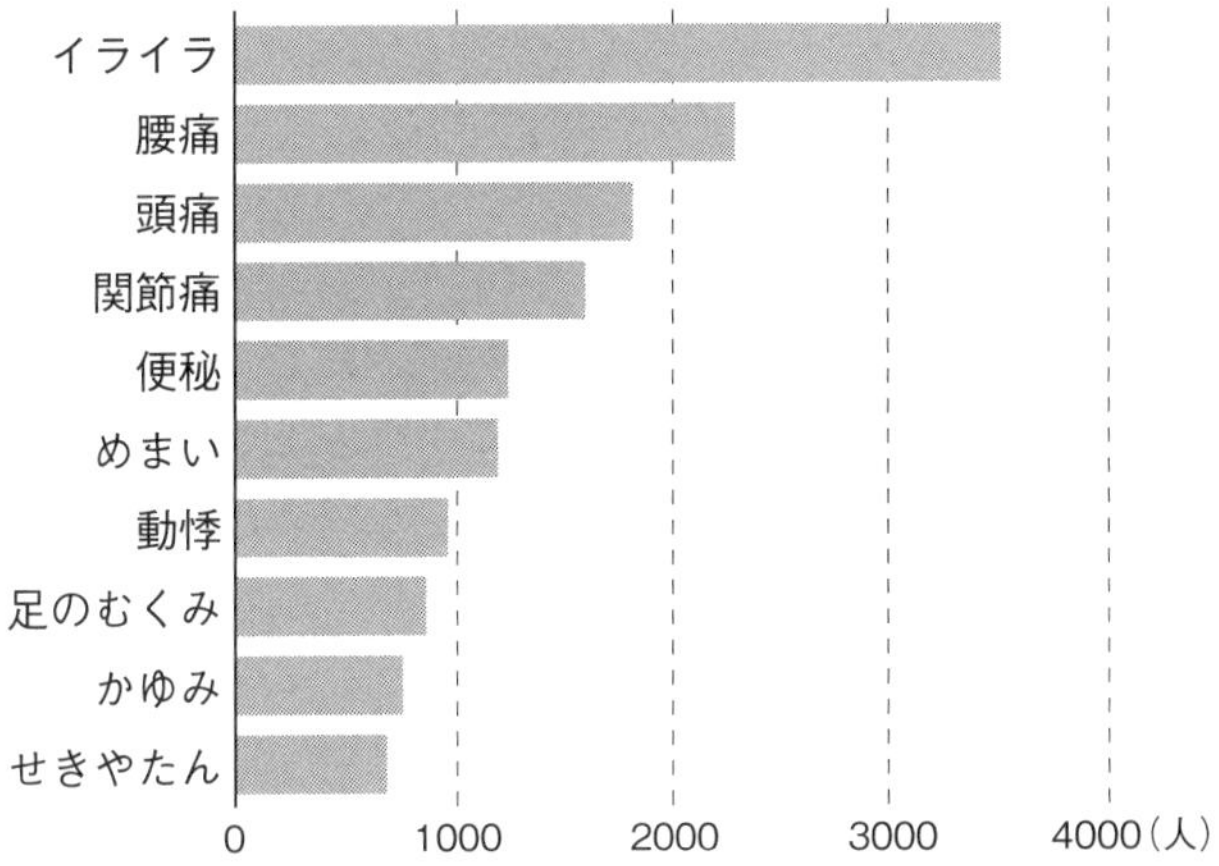


第11回福島県県民健康調査検討委員会資料をもとに作成

図表9 【福島県民の震災前後のトラウマ反応の頻度】

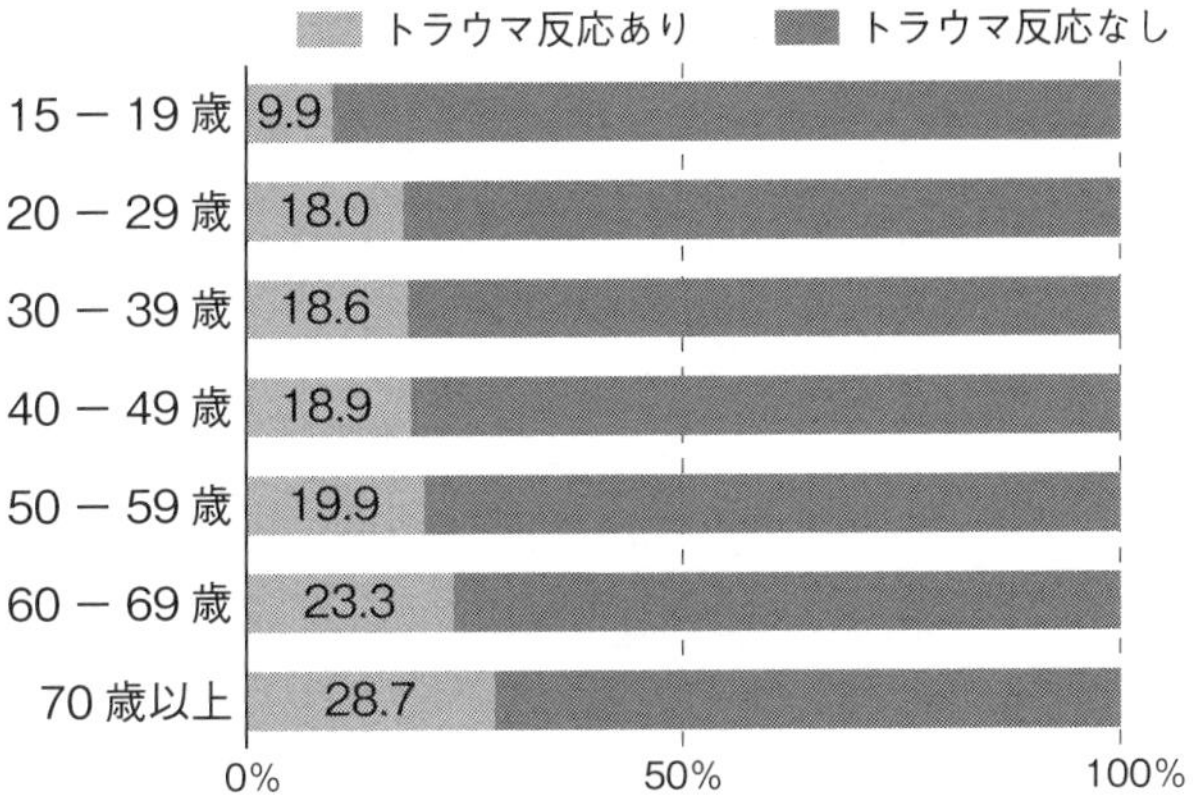


PCL（PTSDチェックリスト）の得点が44点以上の者をトラウマ反応症状ありとした場合

第11回福島県県民健康調査検討委員会資料をもとに作成

新型コロナウイルスで心配なのは、感染そのものによる影響ももちろんありますが、不安による心や体への影響や見えないストレスがあることです。

今後、福島と同様に、不安を伴う「感情」の影響で、うつや生活習慣病などの病気が増えていく可能性は否定できません。

また、新型コロナウイルスの影響により、運動不足になり、体重が増加した〝コロナ太り〟の人が増えたといわれています。これから先、肥満が増えれば、当然生活習慣病になる人も増えていくでしょう。

東日本大震災後、福島県の人たちの心や体にどのような変化があったかを知っておくことは、コロナ後の私たちの心と体を健康に保つヒントになると私は考えています。

## 「つながりを避ける」コミュニケーションの問題

一方で、東日本大震災のときと大きく違う点もあります。

それが人と人とのつながりです。

震災後、「絆」という言葉がよく使われましたが、究極のストレス状態のとき、人と人のつながりはとても重要です。震災では多くのものを失いましたが、救いだったのは、震災後、少なくとも人との結びつきは強くなったことでした。

しかし、今の新型コロナウイルスの状況では、「できるだけ人との距離を空けましょう」「おしゃべりは控えましょう」と、物理的な距離をとったりコミュニケーションを減らすことが推奨されています。人と人がつながるどころか、分断する方向に向かっているのです。

都会の人は「実家に帰ってくるな」といわれ、職場では「できるだけ在宅勤務をしろ（職場に来るな）」といわれ、休みの日は「できるだけ外に出るな」といわれる。

若い人であればまだ直接コミュニケーションがとれなくても、SNSでコミュニケーションがとれている人が多いでしょう。

でも、高齢者は同じようにはできません。SNSを使いこなしている人はまだ少ないでしょう。高齢者のコミュニケーション不足は、若者以上に心身の健康に影響します。実際、東日本大震災でも、仮設住宅に閉じこもってしまったお年寄りの心身の状態が悪くなる傾向がありました。

高齢者の場合、新型コロナウイルスによる感染に注意することはもちろんですが、環境の変化による心と体の変化も注視していかなければならないでしょう。

もちろん、コミュニケーションの問題は高齢者だけに限りません。ソーシャルディスタンスといわれるように、人と物理的な距離をとるよう推奨されている今、心の距離までも広げてしまわないよう工夫していくことが大切なのではないでしょうか。

# 第1章

# 「感情」が病気をつくる

## 怒り、不安、ストレスを「病」にしないコツ

## 生活習慣は「感情」に支配されている

生活習慣病が病気の引き金になることはよく知られていますが、実際、病気の8～9割は生活習慣病がもとになっています。

そして、その生活習慣を支配しているものこそが「感情」なのです。病気のなりやすさは感情次第といっても過言ではありません。

日常生活を思い出してみてください。いつもの行動の裏側には、次のような感情がありませんか？

〈生活習慣〉　〈それに対する感情〉

「朝早く起きられない」「朝ごはん抜き」　↑　面倒くさい、かったるい、起きたくない

「駅では階段を使わずいつもエスカレーター」↑疲れることはしたくない
「ランチは大好きなこってりラーメン」↑好きなものだけ食べたい
「おやつはいつもコンビニのスイーツ」↑甘い物を食べてホッとしたい（ストレス解消のため）

わかりやすいのが、「つい食べすぎてしまう」というケースです。

体重が増えすぎたらよくないことは誰でもわかっていますよね。減らせば健康になることもわかっています。でも、我慢できずに食べてしまう。食べたいという欲求や、おいしそうと思ってしまうイメージ。人間は弱い生き物ですから、そういったものにどうしても支配されてしまうのです。

もともと人間の感情というものは本能と関係していますから、コントロールするというのは至難の業です。

では、どうすればいいのか？　この本では、感情とどのようにつき合っていくか、そのヒントをお伝えしていきたいと思います。

## 「怒り」からスタートした研究

今でこそ私は「笑い」と健康についての講演やセミナーをおこなうなど、「笑い」の効用についてお伝えしているのですが、最初はそうではありませんでした。実は私の研究は、「笑い」とはある意味対極にある「怒り」からはじまっています。

私の医師としてのスタートは心療内科でした。日本の心療内科の草分け的存在である池見《いけみ》酉次郎《ゆうじろう》先生の弟子の1人、永田勝太郎《ながたかつたろう》先生（現・国際全人医療研究所理事長）が私の最初の師匠にあたります。

医師になって最初の5年は内科と心療内科の研修をしていたのですが、やがて感情と病気の関係を研究するようになっていったのです。

心療内科に来られる患者さんと日々接しているうちに、私はあることに気がつきました。それは「怒り」を我慢している患者さんがとても多いということでした。同時に、年齢が若くても血圧が高い人が多いことも気になりました。

怒りと高血圧につながる循環器疾患は関係しているのではないか――こんな疑問を持ちはじめたのです。

このことを明らかにするには、1人ひとりについて調べるよりも、集団で調べたほうがいい。そこで、5年間の臨床研修のあと、筑波大学の地域医療学教室という、地域住民を何十年も見ている講座に大学院生として入り、怒りの研究をはじめたのです。

怒りの研究をはじめたのは、病気を治療することよりも、予防することの重要性を感じたからでもあります。

内科医として勤めていた病院は、救急医療をやっていました。そのため、毎日のように救急車が来て、心筋梗塞や脳卒中の患者さんを診ます。

運ばれてくる患者さんは、やはり高血圧や糖尿病などの生活習慣病を持っていた方がほとんどでした。

症状が落ち着いた患者さんに、改めて「なぜ高血圧や糖尿病をここまで放置していたのですか?」と聞くと、みなさん「こうなるとは思っていなかった」とおっしゃいます。要するに、自覚症状がないのです。

病気を減らすには、自覚症状がない人に自覚を持ってもらう必要があります。そのためには1人ひとりを治療するよりも、地域の人たちに予防することの大切さを伝えたほうがいい。この思いが、私の研究生活の原点となっています。

## 『アルプスの少女ハイジ』をストレスの視点で読み解くと…

突然ですが、『アルプスの少女ハイジ』というアニメをご存じでしょうか。アルプスの大自然を舞台に、ハイジという少女が成長していく物語です。

原作はスイスの作家、ヨハンナ・スピリの小説ですが、日本ではテレビアニメとして人気を博しました。私と同年代の方が子どもの頃は、誰もが観ていたはずです。最近では、家庭教師のCMにも使われていますね。

実は私から見ると、『アルプスの少女ハイジ』の物語は、ストレスが心と体に如実にあらわれる、つまり典型的なストレスモデルの話なのです。

ハイジは幼い頃に両親を亡くし、デーテおばさんに育てられますが、5歳のときにアルムの山小屋に1人で住んでいるおじいさんのところに預けられます。そして仲間や動物たち、スイスの大自然に囲まれながら健やかに育っていきます。

ところが8歳になったとき、またデーテおばさんがやってきて、ハイジはフランクフルトの貿易商、ゼーゼマン家に連れて行かれてしまいます。クララという足の不自由な少女がいて、ハイジは彼女の遊び相手にもなります。そこで、執事であるロッテンマイヤーに厳しいしつけと勉強を強いられます。

アルムが恋しいハイジでしたが、自分の気持ちを押し殺し、一緒に暮らしはじめます。しかし、だんだん山が恋しくて仕方がなくなってくると、ハイジに変化があらわれてきました。

まず、パンが食べられなくなって、やせてしまい、顔も青白くなってきます。そして感情がなくなってきて、笑わなくなってしまいます。この時点で、心(気持ち)の反応と体の反応が出ています。

さらには、執事であるロッテンマイヤーに「アルムのことを口にしてはいけない」といわれてしまいます。「あなたは都会の子なんだから、山のことなんて忘れてしまいなさい。思い出してはいけません」というのです。

ハイジにとって故郷のことを思うのは、唯一の心のよりどころでした。でも、それさえも禁止されてしまうのです。すると、ハイジに何が起こったでしょう?

ゼーゼマン家では、夜な夜な幽霊が出るという事件が起こっていました。

近くに住むクララの主治医が鉄砲を持って、幽霊の正体を暴こうと待ち構えていると、なんと夜中にハイジがむっくりと起き上がって、徘徊《はいかい》していました。そう、ハイジは夢遊病になってしまったのです。

これを見た医者は、ハッとします。「これは、心の病です」と。そして、「唯一の治療法は、山に帰してあげることです」といいます。

こうして、晴れてハイジはアルムに帰れることになるのです。

『アルプスの少女ハイジ』は、山であんなに元気いっぱいだった少女でも、環境の変化や人間関係の変化が起こると、心、体、行動のすべてに異常が出てくるというストレスの影響を表現したお話だったのです。

ちなみに足が不自由だったクララも、アルムに行くことで最終的に歩けるようになりますが、クララが歩けなかったのも、心の病でした。

こうして見ていくと、『アルプスの少女ハイジ』は、精神疾患をわかりやすく描いた物語であることがよくわかるのではないでしょうか。私は大学の講義でも、学生たちに「一度ストレスという視点で『ハイジ』を観てみてください」とすすめています。

## 脳で感情を感じるメカニズム

そもそも脳ではどのように感情を感じているのでしょうか。

もともと感情には、人間以外の動物も持っている感情と、人間特有の感情というものがあります。

基本的に、生命を脅《おびや》かすようなものに対する反応としては、不安や怒りなどの原始的な感情があり、動物も人間も持っています。そういった感情は、脳内の神経伝達物質で制御されています。

一方で人間の脳には、倫理的な思考をつかさどる前頭前野《ぜんとうぜんや》があり、怒りや不安のような反射的な感情以外に、理性的にものを考えることができます。

ただ、不安や怒りが繰り返されることによって、このコントロールが不能になってくるのです。

では、その感情がどのように病気につながっていくのでしょうか。

人間は、不安や怒りを感じると、アドレナリンというホルモンが分泌されることによって交感神経系が緊張し、心拍数、心拍出量が増え、末梢血管が収縮し、血圧が上昇します。こうした状態は脳にも体にも負担をかけますので、余計なエネルギーを消費しないためにも、私たちは脳で怒りや不安を抑え込むようにしています。

例えば、人間ドックを受けて胸部レントゲン検査によって肺に異常陰影を指摘され、精密検査が必要となったとき、私たちはがんではないかと不安を感じます。その不安を抑えるために、「きっと大丈夫」と思ったり、「がんになったとしても早期なら治療可能だ」などと考えて不安を抑えようとします。

一方、がんになったら今の仕事はどうなるのかとか、経済的にどうやって生活するのかとか、子どもの学費はどうなるのかなどなど、いろいろな不安が次々と湧いてくる場合もあります。

そうなると脳はパニックになったり、考えすぎてエネルギーを使い果たしてしまい、うつになってしまいます。実際は病気ではなかったのに、不安が新たな病気をつくってしまうのです。

しかし、不安や怒りは特別なイベントによってのみ起こるわけではありません。

例えば、夫が靴下を脱ぎっぱなしで洗濯機に入れてくれない。日常的によくある話ですが、それに対して妻が怒ります。怒っても夫は素知らぬ顔で翌日も同じことをします。また妻が怒る。その繰り返しが続くと、怒ってもどうにもならない無力感と、なぜこのような嫌がらせ（夫は何も思ってなくても）を毎日受け続けるのかというイライラが募《つの》り、脳は疲れ、うつになってくるのです。また、過食に走り、体重が増え続けることもあるでしょう。

つまり、日々の小さなイライラの積み重ねでも、心と体に影響を与えてしまうのです。

このように、怒りや不安などの反射的に出てくる感情が繰り返されることによって、最終的にうつ症状に至るのではないかと考えられます。

感情をつかさどっているのは、脳の古い部分にあたる大脳辺縁系《だいのうへんえんけい》にある扁桃体《へんとうたい》です。扁桃体はいってみれば感情を記憶している場所。その役割には、恐怖や不安や悲しみ、喜び、記憶や情動の処理などがあります。

かつて嫌なことがあったのを記憶していて、再びそれを体験したときに、扁桃体を活性化させてその記憶を呼び覚まし、どうしたらいいのか対処します。例えば嫌なことがあったら緊張したり、動悸《どうき》が起こったりするのもその1つです。しかし扁桃体が感情をコントロールしていますから、基本的には、自分で意識してどうこうできるものではないのです。

実はストレスがかかったときに活性化しているのが、この扁桃体です。

感情がうつなどの心の病気だけでなく、体の病気にまでつながるのはなぜかを示した研究もあります。

医学雑誌『ランセット』で、なぜストレスがかかると循環器疾患が多くなるのかという研究が発表されていました。

そのなかで、いちばんストレスと深くかかわっている脳の部分はどこか、ＰＥＴ‐ＣＴで撮影して調べた研究がありました。その結果、扁桃体が活性化していたことがわかったのです。また、扁桃体の活性化は動脈硬化の原因となる炎症反応とも関係していました。

つまり、感情をつかさどる扁桃体の活性が高い人は、慢性的に血管に負担をかけてしまった結果、将来循環器疾患を起こしやすいといえます。

## 感情そのものでなる病気、行動変化でなる病気

感情と病気の関係について一概に語るのは難しいのですが、私たち人間は、感情だけで病気になるわけではありません。

感情と関係する病気には大きく分けて、いわゆる感情そのものと直接つながっている病気と、感情をきっかけにして行動が変化することで起こる病気の２つがあります。

例えば、怒りによって循環器系の疾患が増えると説明しましたが、これは感情そのもの

が病気につながる典型です。

人がキレる原因には、実は血糖値も関係しています。

血糖値は血液中のブドウ糖を示す値で、糖質や甘い物をたくさん食べると上昇します。それを下げるために、膵臓《すいぞう》からはインスリンというホルモンが分泌されるのですが、これが繰り返されると血糖値をコントロールできなくなり、やがてインスリンが過剰に分泌されるようになり低血糖に至ります。

低血糖になると集中力がなくなってイライラしたり、不安になったり、突然キレたりすることがあるのです（ちなみに、インスリンが作用しなくなり、血糖値が下げられなくなった状態が糖尿病です）。


一方、本章の冒頭でお話ししたように、なんらかの感情が湧き出ることによって、行動に変化が起こり、それが生活習慣病につながることもあります。

例えば、食べすぎや運動不足など食習慣や運動習慣に変化が出てきたり、飲酒の量や喫煙量が増えたりするのは、ストレスなどの感情の影響で行動が変化したことによる場合がほとんどです。

また、ストレスがたまると甘い物や脂っこい物を好むようになるといった食事内容への影響も報告されています。

私たちは大阪府内の勤務者及び住民7947人を対象として、うつ症状と生活習慣との関連を検討しました。その結果、うつ症状がある人は、運動不足がちで、睡眠時間が短く、喫煙している人が多く、甘い飲み物を飲む傾向があり、野菜や果物の摂取量が少ないことがわかりました（大平ほか、日本公衆衛生雑誌）。

当然のことながら、食べすぎ、食事の偏り、運動不足、飲酒、喫煙は生活習慣病をはじめ、さまざまな病気につながります。

2020年の4月～5月、新型コロナウイルスの影響で緊急事態宣言が発令されていたときは、外でお酒を飲めない分、「家飲み」をする人が増えたといわれていました。時間制限もなければ、お店に比べてたいしてお金もかからないため、つい飲みすぎてしまった人も多いのではないでしょうか。

実際、酒類の売り上げはかなり伸びたようです。それによって、健康面に何らかの影響が出てくるのは、これからかもしれません。

新型コロナウイルスによって、多くの人がストレスを感じています。そのストレスをどうやって解消すればいいのかが、これからの大きな課題になりそうです。

## 感情、行動変化が影響する病気の3つのタイプ

では、感情や行動変化により、具体的にどのような病気が起こってくるのでしょうか。

私は大きく分けて、3つのタイプがあると考えています。

簡単なチェックテストを用意してみましたので、自分がどのタイプに該当するのか、どのような病気になりやすいか、チェックしてみましょう（図表10）。

### ①自律神経系タイプ……血圧や血流に影響する

自律神経は、交感神経と副交感神経の2つに分類されます。

そのうち、交感神経は主に日中に優位になり、血圧や血糖値を上げ、緊張があるときや

## 図表10【病気の傾向がわかる心と体のチェックリスト】

以下の項目に当てはまるものをチェックしてください。

チェックした項目が一番多いタイプが、あなたの病気の傾向となります。(あくまで傾向のため、気になる場合は医師の診察を受けてください)

### ①自律神経系タイプ

| 項目 | チェック |
| --- | --- |
| 常に不安を感じている | |
| 怒りを感じても、我慢してしまう | |
| 夜、考え事をしていてなかなか眠れない | |
| 人に負けたくないという気持ちが強い | |

### ②副腎皮質系タイプ

| 項目 | チェック |
| --- | --- |
| 常にストレスを感じている | |
| 甘い物、脂っこい物をよくとる | |
| 周囲に愚痴を話せる相手がいない | |
| 日常生活で声を出して笑うことがほとんどない | |

### ③炎症系タイプ

| 項目 | チェック |
| --- | --- |
| ストレスがあると食べる量が増える | |
| 酒をよく飲む | |
| タバコをよく吸う | |
| 体を動かすこと(1日1時間程度の歩行)がほとんどない | |

ストレスを感じているときにも活発になります。一方の副交感神経は休息しているときやリラックスしているときに優位になります。わかりやすくいうと、交感神経はアクセル、副交感神経はブレーキのような役割があります。

自律神経系タイプの人は、緊張して交感神経が優位になることで、血圧が高くなったり、末端が冷えやすくなったり、寝つけないなど睡眠に影響が出てきます。血流に影響が出るので、肩や首がこりやすくなります。

急激に交感神経が活性化して緊張が起こると、動悸やめまい、吐き気といったいわゆる不定愁訴が出てきます。パニック障害と同じ症状が出てしまうのです。

【なりやすい病気、不調】

慢性的な肩こり、首こり、冷え、動悸、めまい、吐き気、睡眠不足、高血圧、循環器疾患、うつ、パニック障害

**②副腎皮質系タイプ……免疫低下や肥満、血糖値上昇を招く**

ストレスがかかると、副腎皮質ホルモンの1つであるコルチゾールが分泌されます。そ

のため、コルチゾールはストレスホルモンとも呼ばれています。

コルチゾールが分泌されると、心拍数や血圧が上がり、血糖値も上がるため、体はエネルギーが供給されて活発になり、ストレスに対抗する態勢を整えます。

ただ、コルチゾールが分泌されても、いいことばかりではありません。

コルチゾールはステロイドホルモンであり、その副作用には中心性肥満があります。つまりメタボリックシンドロームにつながりやすくなるのです。

メタボになって血糖値が上がってくると、今度は糖尿病の引き金にもなります。後述しますが、糖尿病とうつには深い関連があり、糖尿病の人はうつになりやすいことがわかっています。また、胃潰瘍をはじめとした消化性の潰瘍にもつながりやすくなります。


【なりやすい病気、不調】

風邪、胃潰瘍（消化性潰瘍）、肥満、糖尿病、肝機能異常、循環器疾患、うつ

**③炎症系……慢性化するとさまざまな病気の原因になる**
体の不調や病気には、「炎症」も深くかかわっています。

炎症とは、わかりやすくいうと、体のなかで小さな火事が起こっている状態です。例えばケガなどをしたとき、細胞からサイトカインという物質が分泌されることで、炎症を促進し、早く傷を治そうとします。

一方で不必要な炎症は、さまざまな悪さをします。その1つが血液の凝固作用です。いわゆる血栓がつくられやすくなるのです。また、炎症は血管壁に影響し動脈硬化を引き起こします。その結果、血管が詰まれば脳梗塞や心筋梗塞を引き起こします。

肥満になると脂肪細胞からも炎症性サイトカインが分泌されますし、多量の飲酒や喫煙なども炎症を引き起こしてしまいます。

最近では、慢性的な炎症がさまざまな病気にかかわっているといわれており、炎症の影響は全身に出ると考えられています。

なお、先ほどストレスがかかっているときに扁桃体が活性化しているとお話ししましたが、その要因の1つとしても、この炎症性のサイトカインがかかわっているのではないかといわれています。

【なりやすい病気、不調】

肥満、糖尿病、脂質異常症、動脈硬化、循環器疾患、うつ

なお、これらの3つのタイプは独立して起こるわけではなく、それぞれが深くかかわり合っています。そのため、なかにはタイプが重複する人もいるでしょう。

## 「落ち込んでいるときほど風邪を引きやすい」が実証された!

落ち込んでいるときや疲れているとき、風邪を引きやすいことを実感している人も多いのではないでしょうか。

「そういうときは免疫力が落ちているからだ」といってしまえばそれまでですが、実はそれを実証したアメリカの実験があります。

18~54歳の健康な男女334人を対象として、ポジティブな気持ちをスコア化したうえで、全員の鼻に風邪のウイルス(ライノウイルス)をたらし、その後の風邪の発症状況を見たのです。

その結果、ポジティブな気持ちが少ない人に比べて、ポジティブな気持ちが多い人ほどその後風邪になる頻度が少ないことがわかりました（Cohen S, et al. Psychosom Med, 2003）。

さらに、インフルエンザウイルスを用いた実験でも、同様の結果が得られました。

ちなみに、この研究では、参加してくれたボランティアに対して1人あたり800ドル支払ったそうです。この金額をもらったら、読者のみなさんなら喜んで実験に参加しますか？

話を戻しますが、以上のことから、気持ちが前向きな人、ポジティブな気持ちを持っている人が、免疫力を上げて風邪を予防するといわれているのは確かだということがわかりました。

こういうケースは、私たちの日常生活でもよくあります。

例えば、仕事が順調なときには風邪を引かないのに、仕事でミスをしたときに風邪をひいてしまったり、熱が出たりすることがあります。

疲れが関係しているケースでは、普段は元気なのに、年末になると寝込んでしまったり、お子さんを産んで職場復帰をしたお母さんが、平日は仕事と子育てと家事をバリバリやっているのになぜか週末になると寝込んでしまうといったこともあります。

したがって、ある程度緊張感を持ってその状態を持続させることも、免疫力を上げるといえます。逆にいうと、気持ちが緩んだときに免疫力が下がって、病気になりやすくなるということです。

## ストレスの影響が心に出る人、体に出る人

「ストレスがないほうが健康」といえば簡単ですが、私たちが生きている以上、ストレスがゼロになるということはあり得ません。

実はストレスには、いいストレスと悪いストレスがあります。

試験や仕事のプレッシャーといった適度な刺激のストレスは、それを乗り越えることで自分が成長できたり人生を豊かにしてくれたりします。一方で、ハードワークや人間関係のトラブルといった不快なストレスが多くなってくると、心にも体にもダメージが出てき

ます。

ストレスがかかったとき、それがメンタル面に出る人と、体に出る人がいます。これは昔からよくいわれていることですが、みなさんのまわりにもどちらかのタイプがいませんか。

ストレスというと、どうしても心に影響が出る印象が強いかもしれませんが、メンタルが強い人、あるいは感じにくい人というのは確かにいます。そのような人は、得てして体に影響が出る場合が多いようです。

ストレス関連疾患は、急に出ることもありますが、自分でも気がつかないうちに少しずつあらわれることがありますので注意が必要です。

例えば、会社に行くときに気持ち悪くなって吐いてしまう、電車のなかでめまいがして立っていられなくなるといったことが起こります。最初は我慢できる程度で無理して会社に向かいますが、徐々に症状がひどくなってきます。

調べても体の異常はなく、最終的にはメンタルの問題だったとわかるのです。

また、ストレスや怒りを感じにくい人もいます。

怒りが循環器疾患につながることは繰り返しお話ししました。怒ると血管がキュッと締まります。一方で、怒りの感情が外には出ていなくても、血管が締まってくることがあります。これは生体反応の1つです。

血管が締まってくると頭痛が起こったり、肩こりが起こったりして、怒りの感情は自覚していないのに、体の症状として強く出ることがあります。怒っているつもりはないのに、それなりに体には影響が出てしまうのです。

また、前述したように、怒ることにはエネルギーを必要とします。怒りを覚える出来事があり、繰り返し怒ったあと、怒ってもどうにもならなくなってくると、「もう怒っても無駄」と思うようになります。そうすると、脳はむしろ怒らないように働きます。要は感情がなくなってくるのです。

一見いいことのように思われるかもしれませんが、感情が鈍麻《どんま》した状態は脳のエネルギーが減っていることと関連するため、これがうつの要因になることもあるので、注意が必要です。

なかには、もともと自分の感情に気づきにくい人、そして自分の感情を表現することが苦手な人もいます。これは「失感情症」といって、対人関係がうまくいかずに心身症になりやすいタイプといわれています。

それとは逆に、自分の体の状態に気づきにくく、また自分の身体の状態を表現するのが苦手な人もいます。こちらは「失体感症」といって、失感情症と同様に心身症になりやすいタイプということが知られています。

## 病気はその人の「弱いところ」を突いてくる

病気や不調というのは、その人の「弱いところ」を突いてきます。気持ちが弱ければ気持ちに、体の弱いところがあればその箇所に出てきます。

例えば、心理的なストレスがあると末梢の血管が締まることが多く、筋肉が少ない女性のほうが、末梢の血流が関係する冷え性や肩こりの影響を受けやすいのです。

ちなみに肩こりはかなりストレスと関連が深いことがわかっています。肩こりと年齢との関連を見ていくと、ストレスが高いといわれている年代に圧倒的に多いことがわかります。年をとってくると、逆に肩こりは少なくなってきます。

では、体も心も強い人にストレスの負荷がかかった場合、最終的にはどうなるのでしょうか？

こういった人は、最後は行動に異常が出てきます。お酒を飲む、たばこを吸う、買い物中毒になる、暴力をふるう、ギャンブルにはまるなど、行動に変化があらわれるのです。いずれにしても、ストレスの影響はどこかに出てくるものです。どのような症状が出るのかは人それぞれですが、自分の不調がどこに出やすいかという傾向を知っておくと、それをストレスアラームとして活用することができます。「ああ、今ストレスがかかっているから、少し休もう」など、先手を打つことができるのです。

問題はそういった変化に自分で気づかないこと。先ほどの失体感症の人のように、自分の体のアラームに気がつきにくい人の場合に特にそうなりやすいのですが、ストレス信号を放っておくと、ある日突然、心筋梗塞になる、うつになるなど、病気と直結してしまいます。自分の体の声に耳を傾け、自分の体を感じ取る力を上げる必要があります。

そうした自分の気持ちや体の変化に鈍感な人は、血圧でも脈拍でも体重でもいいので、客観的な数値をチェックするようにする（家で毎朝血圧を測る、健康診断を受けるなど）のもおすすめです。

自分のことを健康にできるのは、自分しかいません。日頃から自分の心と体の状態に意識を向けることが、大病を小病に、あるいは未病にすることにつながるのです。

COLUMN

## 記憶をすり替えることでストレスを消すテクニック

この章で、感情をつかさどっているのは脳のなかの扁桃体であると述べました。また、扁桃体は記憶とかかわっており、ストレスがかかったときに活性化します。

ということは、ある出来事があったとき、それが嫌な記憶と結びついていれば、ストレスになってしまうことがあるということです。

私たちは扁桃体をコントロールすることはできません。しかし、記憶をすり替えて悪い記憶をいい記憶にすることで、不安などネガティブな状態を変えることはできます。

例えば、あるとき部下が上司から厳しく叱られたとします。そのことに対して部下は嫌だと思っていますから、ドキドキしますね。これは扁桃体が働いているからです。ここまでは、誰にでもある正常な反応です。

しかし病気になる人というのは、上司に叱られたことがトラウマになって、上司を見るたびに叱られてもいないのにドキドキして、吐き気がしてしまう。そして職場に来られなくなってしまうのです。

でも実はその上司は、その部下のことを高く評価しているからこそ、そして期待しているからこそ叱った可能性もあります。したがって、上司には「自分の行動が、部下の病気をつくっている」と自覚してもらい、部下に叱った理由を伝えてもらうということをやってもらいます。実際、それで部下が職場復帰できたという事例があります。

これは上司と部下だけでなく、夫婦関係や親子関係でも応用できます。

親が子どもを叱るとき、つい感情的になってしまうこともありますが、実はその子の将来のため、幸せを願って叱っていることがありますね。

そんなときは、叱ったあとに必ずぎゅっと抱きしめるとか、ほめるとか、いいことをプラスするようにします。

すると、子どもにとっては「叱られた」という記憶ではなく、「抱きしめてもらった」「ほめてもらった」記憶として残るのです。

悪い記憶として認識していたものが、実は自分にとっていいことだったという認知を変えることで、いい記憶として残る。

COLUMN

これはカウンセリングのテクニックの1つですが、日頃の生活のなかでも意識してみると、人間関係におけるストレスを減らすのに役立つかもしれません。

# 第2章

# 「怒り」が血管トラブルを招く

## 感情が生活習慣病の引き金になる

## 「怒り」と関係が深い高血圧

それまで元気だった人が、急に亡くなり周囲の人を驚かせることがあります。このような「突然死」の原因にはさまざまなものがありますが、その1つの要因が血管、つまり循環器系のトラブルです。

私の研究が「怒り」からスタートしたこと、その背景に怒りから高血圧になり、それが循環器疾患につながる可能性があったことは、すでにお話ししました。

実際に調べていくと、ストレスが体にどのような影響を与えるかについて研究、発表した雑誌がありました。しかもとても古く、1939年の『Psychosomatic Medicine』という心身医療向けの雑誌です。

そのなかで、「高血圧になりやすい人」を調べたところ、「怒りをためやすい人」であると書かれていました。

つまり、私が思っていたとおり、怒りによる興奮は血圧を上げてしまうということです。

当然、血管系の病気である循環器疾患になるリスクも高くなります。

また、私たちの研究グループでも「怒りと心血管疾患、循環器疾患との関係」について発表した論文があります（Tezuka K, et al. Psychosom Med, 2020）。

怒りの測定には、20問の質問に答えてもらって怒りのスコアを出し、怒りの強さを客観的なスコアとして出します。

そのなかで、怒りと循環器疾患との関連を、都会と地方の田舎とで見ました。すると興味深いことに、都会でしか明らかな関係性が見られませんでした。

その理由は、おそらく都会のほうがストレスが高いということが影響しているのではないか、また都会のほうが人とのつながりが少ないことが影響しているのではないかと私たちは予想しています。

全循環器疾患で見ると、都会では怒りのスコアが高い人は、低い人に比べて1・87倍も病気になりやすいという結果になりました。

また、長い目で見ると、怒りは心臓病などとも関係が深いこともわかりました。最終的には、心筋梗塞や脳梗塞など血管が「詰まる」病気に強く関係していて、怒りが強い人ではそのリスクが2・9倍高かったのです。

欧米の研究でも、喜ぶ、泣く、怒るなどの感情と血圧との関連を見た結果、怒ったときに血圧がいちばん上昇しやすいことがわかっています。さらに、怒りは突然死の原因となる心室頻拍《しんしつひんぱく》などの不整脈を引き起こすことが報告されています。


このように、怒りっぽい人が突然死する可能性は否定できません。

突然死は心筋梗塞や不整脈から起こることが多いのですが、怒りが不整脈や心筋梗塞につながることを考えると、心筋梗塞や不整脈を経て、結果的に突然死に至ることはあり得るのではないでしょうか。

余談ですが、野球観戦での血圧の動きを調べたことがあります。

当時、私は大阪に住んでいたので、阪神ファンで普段は低血圧の65歳の女性に対して、阪神タイガースの野球観戦でどれくらい血圧が上がるかを調べました。

試合開始時は最高血圧が110㎜Hgでしたが、プレーボールで150㎜Hg近くまで上がりました。ホームランを打つと184㎜Hgにまで上昇、そのあとなんと200㎜Hgを超えてしまいました。逆転され、落ち込んだときは110mmHgに戻り、試合終了時も同様の数字でした（ちなみに、参加者全体の分析では、阪神ファンは他球団ファンに比べて試合中の血圧が上昇しやすいこともわかりました）。

このことからストレスというものは悪いことばかりではなく、楽しいことでも上がるということがわかりました。ただし、興奮しすぎてしまうのは、やはりあまりよくないでしょうね。

## 高齢者が怒りっぽくなる医学的理由

高齢になると怒りっぽくなるといわれることがあります。また〝キレる高齢者〟が話題になることもあります。年齢とともに、感情を抑えるのが難しくなったと実感している高齢者の方もいるのではないでしょうか。

実は、これには医学的な理由があります。

自分の感情をコントロールできなくなる状態のことを「感情失禁《かんじょうしっきん》」といいますが、高齢になると感情失禁が起こりやすくなることがあるのです。

その理由として、「動脈硬化で脳の血管が詰まったり、血管が破れたりする」ことが挙げられます。

実際、脳卒中になると感情失禁が起こる人が多くいます。脳卒中などで脳の感情をつかさどる脳の機能に障害が生じると、感情を抑制することができなくなってしまうのです。

感情がストレートに出るというよりは、コントロールが不能になる。一度怒ったら怒りっぱなしになる、泣いたら泣きっぱなしになるという状態になります。

また、感情をコントロールしたり記憶したり考えたり、もっとも人間らしいといわれる脳の部分に前頭前野があります。よくいわれているのが、髄膜腫《ずいまくしゅ》（脳の髄膜にできる腫瘍）などの腫瘍が前頭前野にできると、性格が変わってしまうケースです。

例えば、前頭前野に腫瘍ができたことで、それまで厳格だった神父さんが、猥褻《ひわい》な言動をする人に変わってしまったという報告があります。

認知症によって前頭前野の機能が落ちてしまった方でも、真面目だった人が急に奔放になってしまった例なども聞きます。理性が働かなくなったり、道徳観念がなくなってきたりしてしまうようです。

　脳卒中になる手前の動脈硬化の段階でも、感情失禁は起こるといわれています。ということは、最近妙に怒りっぽくなってきた方は、動脈硬化が起きている可能性があるともいえます。

　例えば、元教員の男性で、以前はやさしい性格だったのに、急に怒りっぽくなった方がいらっしゃいました。ＭＲＩ検査で調べた結果、脳内に多数の小さい梗塞（ラクナ梗塞）が見られました。明らかな麻痺《まひ》や言語障害など脳卒中による特徴的な症状はないため気がつきませんでしたが、実は徐々に動脈硬化が進んでいたのです。

　身近な人が怒りっぽくなるなど、感情のコントロールがうまくいかなくなったら、将来の脳卒中を予防するためにも、早めに検査に行かれることをおすすめします。

## 問題は感情をためてしまうこと

　怒りや不安といった感情は、人間だけでなく動物にもあります。感情というのは生体反応の1つだからです。

したがって、感情が動くのは決して悪いことではありません。また、怒りや不安などの感情は急性期的に起こってくるものなので、短期的な影響はほとんどありません。

問題はこれらの感情を〝ためこむ〟ことです。なぜなら、ためこむことで、その感情は慢性化していくからです。

表面上は穏やかに見えても、心のなかでかなり怒りを我慢してためている状況も、よくありません。怒りを我慢してためこんでしまうと、かえって怒りが長引くともいわれています。

怒りを感じたとき、ワーッと発散するとその場で解決してすっきりしてしまうことがありますが、何もいえずに我慢していると怒りが増してきて、いつまでたっても治らない。おまけにその怒りを自分だけで抱えてしまうと、せっかく忘れていた怒りがまたよみがえってきてしまう――こんな〝思い出し笑い〟ならぬ〝思い出し怒り〟の経験、みなさんにもあるのではないでしょうか。怒りをためこんでいることで、自分のなかで何度も何度も繰り返しその感情を味わうことになるのです。

さまざまな感情のなかでも、特にたまりやすいのが怒りです。怒りをためている人は、そのことによってどんどん気持ちが落ち込んできます。

やがてこの急性的な感情が慢性化すると、最終的にはうつにつながってしまいます。

感情をためこんでしまうと、だんだん自分のなかで消化できなくなり、自分の感情をうまく表現できなくなってしまう——このうつに至るメカニズムについては、第3章でお話しします。

## 「ライバル心」が病気を引き起こす!?

怒り以外の感情にも、病気のリスクを高めるものがあります。それが「敵意性」です。

敵意性とは文字どおり、相手に対して敵意を持つことです。怒りとも似ていますが、もっと相手を攻撃的にライバル視するイメージです。

いろいろな研究がされていますが、怒りと同様、敵意性が強い人は、病気のリスクを高めるといわれています。特に心筋梗塞などの冠動脈疾患について、敵意性との関連をメタ分析（これまで公表されている論文を集めて分析したもの）した結果、敵意性は怒りと同じように冠動脈疾患の発症を増やすことが報告されています（Chida Y, et al. J Am Coll Cardiol, 2009）。

実は敵意性があることによって、生活習慣にかなり影響が出ることがわかっています。想像してみればわかることですが、敵意のある人が、穏やかにいつも笑顔で暮らしているとは思えませんよね。

具体的には、敵意性が高くなればなるほど、喫煙率が高くなります。また飲酒量も増えます。

興味深いのは、身体活動量はほかの人と変わらないのに、食事によるエネルギー摂取量が高いことです（Ohira T, et al. American Journal of Epidemiology, 2008）。

では、なんのエネルギー摂取が増えるのかというと、その原因は肉なのです。肉を食べすぎると敵意性が高くなるといわれていますが、これはその証拠といえるでしょう。

肉を食べるから敵意性が高いのか、敵意性が高いから肉を食べるのか？ 調べていくと、肉を食べるから敵意性が高くなることがわかりました。

わかりやすくいうと、肉を食べると元気になるのです。

よく高齢者が肉を食べると元気になる、パワーが出るといいます。確かに高齢者にはいいのかもしれませんが、肉も食べすぎると攻撃的になるということは、知っておくといいかもしれません。

さらに敵意性が高い人は、体内の抗酸化物質が減りやすいということがわかりました。

抗酸化物質とは、活性酸素の発生やその働きを抑制したり、活性酸素を取り除く役割をする物質で、ビタミンやポリフェノールなどがあります。

抗酸化物質が減ってしまうと病気にかかりやすくなったり、老化が進んだりします。また、ストレスによっても抗酸化物質は消費されてしまいます。敵意性が高いと抗酸化物質が減る理由は、ストレスが高いことによると考えられています。

## 感情の「ガス抜き」の必要性

最近では「アンガーマネジメント」などといわれて紹介されていますが、怒りを鎮める方法にはいろいろなものがあります。

しかし、怒りを鎮めること、減らすことは、簡単ではありません。

人間関係においても、できれば怒りをゼロにできるのが理想的ですが、実際のところそれは難しい。では、せめて怒りが引き金となる病気を防ぐことはできないものだろうかと私は考えました。怒りを感じている人がみんな、なんらかの病気になってしまうのかというと、そういうわけではないからです。

怒りを感じている人でも、高血圧や脳卒中にならない人はもちろんいます。調べてみると、そのような人には共通点があることがわかりました。

大きく分けると、
①趣味を持っていること
②怒り以外の感情（笑いなど）で発散すること
③話を聞いてくれる人がいること（周囲の人のサポート）
の3つです。

まず①「趣味を持っていること」。

趣味をたくさん持っている人、特に運動をしたり、音楽を演奏するなど、外に出かける趣味がある人が怒りによる作用を弱めるということがわかってきました。


次に②「怒り以外の感情で発散すること」です。

怒りを怒りで発散させようとすると、結局また怒りが倍増してしまいます。そこで怒りをためることがよくないのであれば、「笑う」「泣く」など、ほかの感情で出したほうがいい、という発想です。このことが、のちに私が「怒り」の研究から「笑い」の研究に移っていったきっかけにもなっています。

よく笑いについてお話しするときに説明するのですが、例えば体重は毎日測ることでコントロールできますね。歩数についてもそうです。歩数計があることによって、毎日の歩数を意識して、「もっと歩こう」という気持ちになり、歩数が増えていきます。

笑いも意識することで増えます。

感情の発散は〝意識的に〟することを心がけましょう。

最後に③「話を聞いてくれる人がいること」。

怒りというものは1つの反応だと考えると、それ以前にどんな環境やシチュエーションか、そしてその人のキャパシティがどれくらいかということが影響してきます。

怒りの反応を抑えるような働きがあれば、当然、怒りは鎮まります。

その代表が、ソーシャルサポート（社会的支援）です。例えば忙しい職場でストレスフルな状態であっても、上司や同僚が手助けしてくれたり、友だちが相談に乗ってくれたりすると、怒りは鎮まってきます。

ストレスの原因には、仕事や金銭問題、家族関係などがありますが、こういった環境はそもそも変えることが難しいものです。本人の性格もまず変わらないでしょう。つまり、変えられることがあるとしたら、周囲の人からのサポートということになります。

## ストレス解消に役立つコミュニケーション

いつの時代でも、どんな状況でも大切なのは、人とのコミュニケーションです。

新型コロナウイルスの影響で、なかなか人と会ったり、一緒に食事をしたりすることが難しくなってしまいましたが、日常生活のなかのちょっとしたコミュニケーションは本当に大切です。

日にちを決めて話を聞くとか相談に乗るということも大事ですが、例えば職場のランチのついでに愚痴を聞いてもらったり、仕事帰りにサクッと飲みに行くなど、何気ない日常生活の延長線上にあるコミュニケーションで、私たちは想像以上に息抜きができたり、ストレス解消ができたりしているのです。

しかし今はなかなかそれができない状況ですので、これから、どこかしら不調が出てくる人が増えるのではないかと思われます。

ストレスというものは、出口が見えないのがいちばんのストレスです。

「コロナ疲れ」という言葉もあるように、「いつまで我慢したらいいの⁉」という状態が数カ月続くと、だんだん疲れてきます。なんとかコミュニケーションを保って、上手にガス抜きしてほしいと思います。

ちなみに、人に話を聞いてもらうほうはストレスを発散できても、人の話を聞くほうは意外に大変で、聞いているほうが疲れてしまい、ストレスがたまってしまった、などという話も聞きます。

ただ、話を聞く人は本当に聞かなくてもいいのです。聞いているふりだけでも十分なので、あまり深刻に受け止めなくても大丈夫です。

このことを確信したエピソードがあります。私の母の話です。

私がアメリカのミネソタで働いていたとき、両親が遊びに来たことがありました。

ある日、ミネソタでいちばん大きなショッピングセンターに、両親と買い物に行きました。父は片言の英語を話せるので自分で買い物をしていましたが、それでもそれがストレスだったといいます。

一方、母はまったく英語が話せないのですが、ものすごく楽しそうに買い物をしていました。どうやって買い物をするか見ていると、欲しいものをレジに持って行って、堂々と日本語で「これ、くださいい」というのです。母親は日本語は世界中のどこでも通じると思っているようで、レジの人もすぐ理解して、普通に買い物をしていました。

だんだん調子に乗ってきた母が、今度はバッグを買うときに、「前からこのバッグが欲しかったの」とか「息子がこっちに住んでいて遊びに来たのよ」などと日本語でアメリカのおばちゃんと話している（笑）。

私が聞いていて驚いたのは、そのアメリカのおばちゃんも「本当？　それはよかったね」と英語で返したことです。なんと、会話が成立していたのです！

しばらく2人の楽しそうな会話を聞いていましたが、よくよく聞いてみると、全然会話が噛み合っていませんでした。ようするに、お互い相手の話はよく聞かずに、自分の好きなことだけを話していたのです。でも、なんとなく和やかな雰囲気で、笑いながら話をしています。

人の話を聞かず、自分の好きなことばかり話す――一見、自分勝手なようですが、これがストレスをためない極意かもしれません。

そして大切なのは、相手が話している内容を理解することではなく、何かいいアドバイスをしてあげることでもなく、〝話を聞いているという態度をとる〟こと。これに尽きます。

相手は話しているだけですっきりするし、考えもまとまってくるのです。
人の話を聞いてストレスがたまってしまう人は、聞き流してもいいから、聞いていると
いうことが伝わるようにしてみてはいかがでしょうか。

## こんな発散法は逆効果!

みなさんも自分なりのストレスの発散方法をいろいろ持っているでしょう。

ただ、いくら感情を発散すればいいといっても、以下のような発散方法はおすすめしません。

・多量のお酒を飲む
・たばこを吸う
・食べる
・ギャンブル

・暴力をふるう
・買い物依存
・インターネットの書き込み

これらのストレス発散法には、ストレス解消はできても別のデメリットがあります。

男性にいちばん多いストレス解消法は、なんといっても「お酒を飲むこと」です。

実は同じく男性の裏1位というものもあります。それが「何もしない」というもの。いずれにしても男性の場合、女性に比べてストレスの解消が上手ではありません。

女性の場合は1位は「おしゃべりをする」こと。

おしゃべりをすると、将来的に高血圧のリスクが下がってくることがわかっています。ただ、同じ女性でもストレス解消法が「食べる」ことだという人は、高血圧のリスクを上げてしまいます。

また、近年、著名人に対するインターネットでの誹謗《ひぼう》中傷《ちゅうしょう》がニュースになりましたが、インターネットの書き込みが対面で相手に会って話をするのと大きく違う点は、直接的な表現になってしまうことです。また、短い言葉で表現されることも多いため、誤解を生みやすくなります。

書き込みをしたほうも読んだほうも、いい気持ちがするものではありませんので、ネガティブなストレス発散方法は避けたほうがいいでしょう。

多量の飲酒や喫煙、過食に走ると、別の病気のリスクが上がるのは、容易に想像できると思います。ストレスを解消するための行動が病気につながってしまっては、本末転倒です。

体にいいストレス解消法と体に悪いストレス解消法があるということを理解したうえで、自分に合った体にいいストレス解消法を探してみてください。

## ストレスを感じる仕事、感じない仕事の違い

その人が就いている仕事と病気には、何か関連性があるのでしょうか。

職業ストレスと疾患の関係については、さまざまな調査があります。

スウェーデンで産業ストレスを研究するロバート・カラセック氏が提唱するストレスモデルでは、職業ストレスを「仕事の要求度（仕事量、時間、内容）」と「仕事のコントロール度（裁量など）」の2つの軸から分析しています。

これをそれぞれの特性から、「要求度とコントロール度がともに低い仕事（消極的な仕事）」「要求度が高く、コントロール度が低い仕事（緊張を強いられる）」「要求度が低く、コントロール度が高い仕事（緊張性は低い）」「要求度とコントロール度がともに高い仕事（積極的な仕事）」の4つに分けます。

いちばんストレスが高いのは、「要求度が高く、コントロール度が低い仕事（緊張を強いられる）」でした。仕事の量など負担が大きいのに、コントロール度が低い、つまり自分の裁量でできない仕事です。

逆にストレスをためにくいのは、「要求度が低く、コントロール度が高い仕事（緊張性は低い）」でした。また、「要求度とコントロール度がともに高い仕事（積極的な仕事）」は、仕事は大変ですが、自分の裁量でできるため、達成感も得られ、ストレスをためにくいといわれています。

「要求度とコントロール度がともに低い仕事（消極的な仕事）」は、ストレスは低いですが、やる気が削がれてしまうようです。

職場などでストレスを改善するには、要求度を下げる、仕事のコントロール度を上げるなどの調整が必要ということになります。

また、仕事のストレスが高いと脳卒中になりやすいという日本のデータもあります。

ストレスがもっとも低い「要求度が低く、コントロール度が高い仕事」を1とすると、ストレスがもっとも高い「要求度が高く、コントロール度が低い仕事」は、脳卒中になるリスクが2・73倍も高くなることがわかりました（図表11、日本人従業員6553人を11年間経過観察した研究：Tsutsumi A,et al.Arch Intern Med.2009）。

「仕事のコントロール度」だけで比較した別の研究では、「仕事のコントロール度」が高い人を1とすると、「仕事のコントロール度」が低い人のほうが、自殺が4・1倍も高いことがわかりました（図表12、日本人従業員男性3125人を9年間経過観察した研究：Tsutsumi A, et al. Psychother Psychosom.2007）。

## 図表 11【職業性ストレスと脳卒中の関係】

日本人従業員 6553 人を 11 年間経過観察した研究

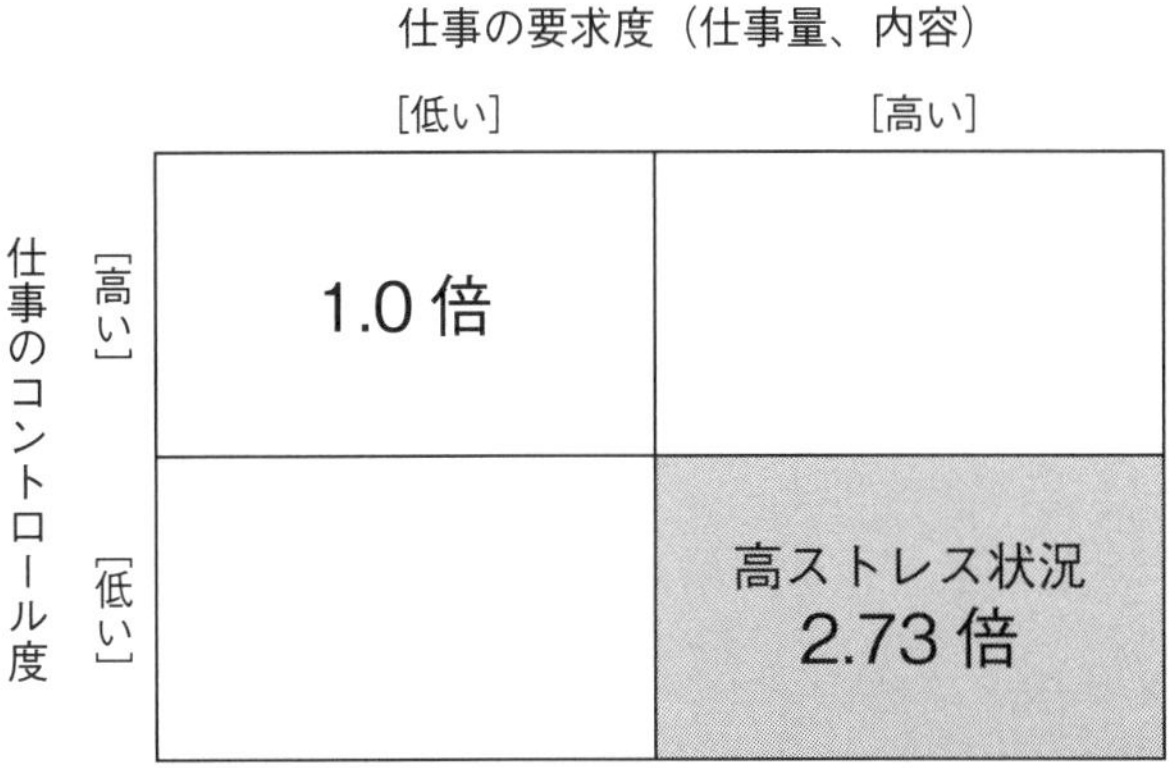


Tsutsumi A, et al. Arch Intern Med. 2009

## 図表 12【職業性ストレスと自殺の関係】

日本人従業員男性 3125 人を 9 年間経過観察した研究

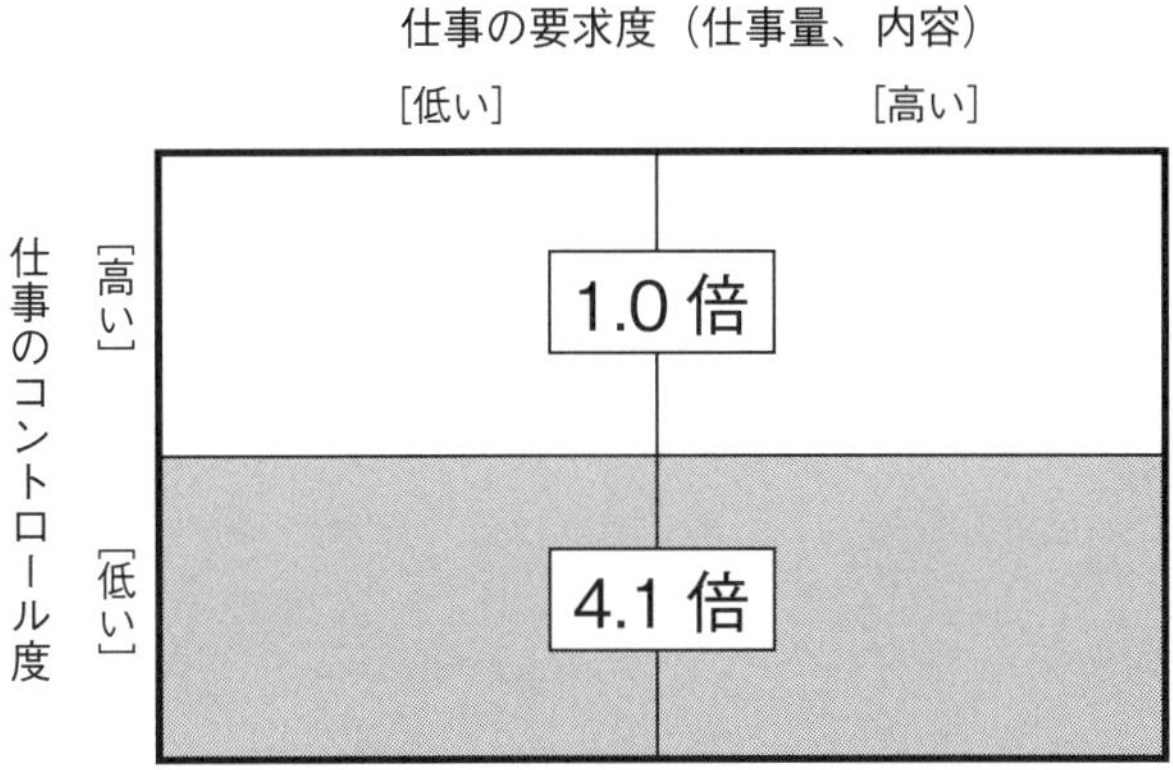


Tsutsumi A, et al. Psychother Psychosom. 2007

仕事を自分のペースでおこなえることも、ストレスを左右するということです。

ただ難しいのは、自分のペースではなく、決められた仕事をきちんとおこなったり、単純作業を繰り返したりするのが好きだという人も一定数いるということです。そういう人にとっては、自分の裁量でおこなうことがストレスになります。

一方、「要求度が高く、コントロール度が低い仕事」に就いている人はどのように対処したらよいのでしょうか。

その1つは、ソーシャルサポートです。カラセック氏らの研究によれば、たとえ職業ストレスが高い仕事であっても、上司や同僚、そして家族のサポートがあると、ストレスの影響が緩衝されて弱くなることが報告されています。つまり、仕事のストレスが多い職場こそ、まわりの人のサポートが病気の予防のために重要なのです。

逆に上司のサポートがないどころか、上司がストレスになっているような職場だと、より病気になる可能性が高くなります。

私は大阪で勤務していたときに、教員のメンタルヘルスにかかわる仕事をしていました。

小学校、中学校の教員は、子どもたちの教育や生活の指導のみならず、親への対応などで年々ストレスが増加しています。

忙しくてストレスが多い職場であっても、校長先生や教頭先生など上司がしっかりサポートしてくれる学校では、教員のモチベーションが高くメンタルヘルスが保たれている印象を受けました。逆にうつ状態になってしまった教員の多くは、上司からの理解や支援がないことを強く訴えていました。

ちなみに、職業によっても病気になるリスクに違いがあるという報告もあります。

スウェーデンの研究で、バス運転手、タクシー運転手、トラック運転手の心筋梗塞のなりやすさをほかの職種と比べたところ、特にストックホルム市内のタクシー運転手とバス運転手のリスクがいちばん高いことがわかりました。

ほかの職種に比べてタクシー運転手で1・65倍、バス運転手で1・55倍も心筋梗塞のリスクが高かったのです。

さらに、これらの関連は喫煙や体重などの因子とは関係なく見られました。これらの運転手の8割は職業ストレスが高いことが知られており、職業ストレスの影響だと考えられています（Gustavsson P, et al. Occp Environ Med, 1996）。

## 部下の健康を左右する上司のリーダーシップ

上司からのストレスに悩んでいる人は多いでしょう。

実際、職場の上司との関係に悩み、うつになってしまう人があとを絶ちません。

あなたの上司がどんな人かによって、うつどころか、心臓病になるリスクまで上げるかもしれないといったら、驚かれるでしょうか。

上司のリーダーシップと部下の虚血性心疾患の発症との関係を調べた研究があります。

部下に以下のような質問を投げて回答してもらいました。

①私の上司は私が必要な情報を与えてくれる（情報提供）
②私の上司は仕事の目標を明確に示してくれる（目標提示）
③私の上司が私に何を期待しているのかを把握している（期待）

図表13【上司のリーダーシップと部下の虚血性心疾患発症の関係】

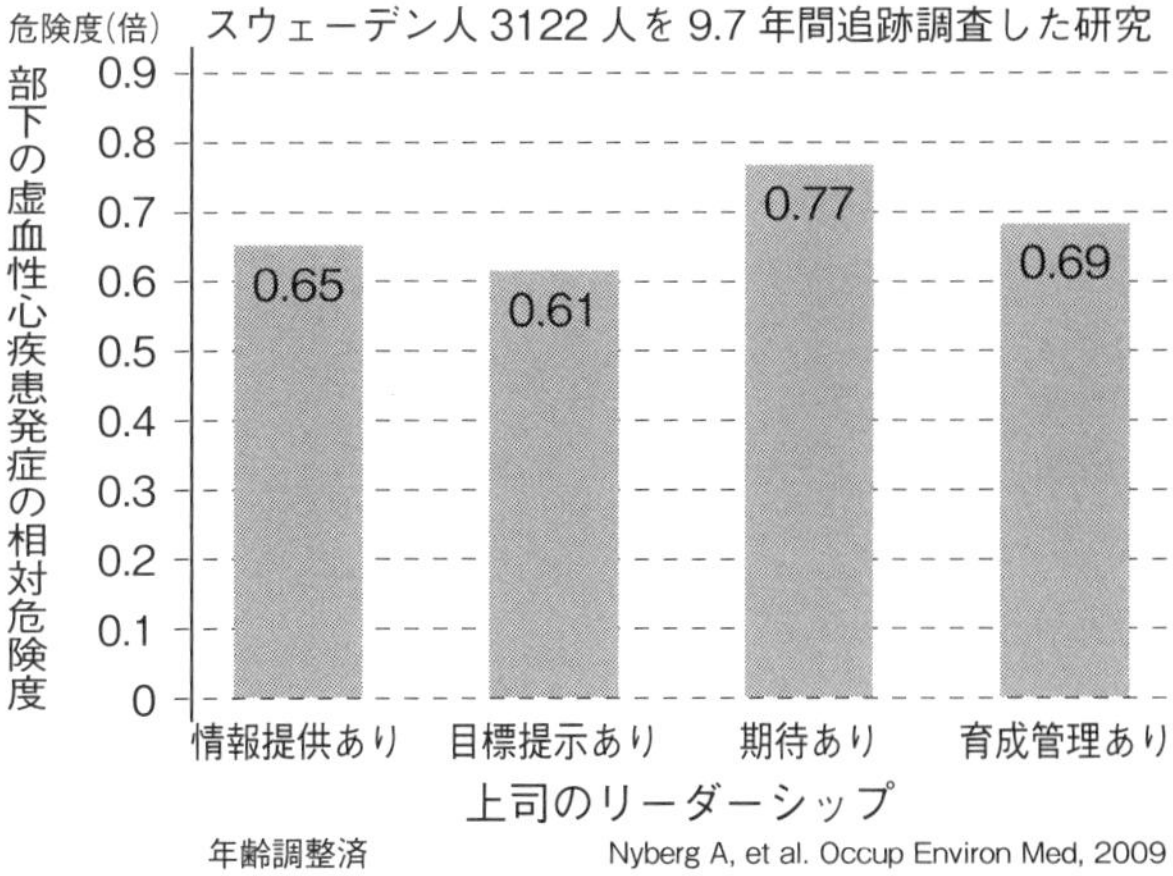


④私の上司は部下の育成と管理に十分な時間をかけてくれる（育成管理）

その回答結果から虚血性心疾患発症の相対危険度を調べました（図表13、年齢調整済。スウェーデン人3122人を9・7年間追跡調査した研究）。

「情報提供」してくれる上司がいる部下のリスクは0・65倍、以下「目標提示」は0・65倍、「期待」は0・77倍、「育成管理」は0・69倍と、いずれも低かったのです。

つまり優秀な上司のもとで働いている部下は、そうでない人に比べて心臓病になるリスクが23～35％低いということになります。

上司は基本的に自分で選ぶことはできませんが、今、上司との関係でストレスを抱えている人は、自分の健康のためにも、部署の異動、あるいは転職を真剣に考えてもいいのではないでしょうか。

## 日本の「ストレスチェック制度」ができた背景

とはいえ、嫌な上司のために自分が犠牲になるのも変な話です。そのため日本でも職場におけるメンタルヘルス対策について大きな変化が起こってきました。

病気の予防には、一次予防、二次予防、三次予防という考え方があります。

一次予防は病気にならないようにする。例えば、うつにならないようにするにはどうしたらよいかを考えることです。

二次予防は早期発見・早期治療。つまり、うつであれば、うつをできるだけ早く発見して早く治療を受けさせてあげるものです。

三次予防は再発防止・リハビリテーション。うつで休職した人をスムーズに復職させて、再発を予防する考え方です。

一方、これまでの日本のメンタルヘルス対策は、このうち二次予防、三次予防を中心におこなわれてきました。ところが、この考え方ではなかなかメンタルヘルス疾患そのものを減らすのが難しいことがわかってきたのです。

そこで、一次予防を中心にメンタルヘルス対策をおこなうように考え方を変えたのが、2015年に創設された「ストレスチェック制度」です。

ストレスチェック制度では、従業員50人以上の職場で毎年一度、定期的にストレスチェックをおこなうことが義務化されました。つまり、うつなどメンタル疾患が起こる前の職場ストレスの段階で、高ストレス者を特定し、面接等による対策をおこなうものです。このストレスチェックに用いられているのが、前に紹介したカラセック氏の職業ストレスモデルになります。

そして、このストレスチェック制度で重要な点は、ストレスチェックの結果を個人に返却するだけでなく、集団で分析し、その結果をもとに職場環境を改善するなどの対策をおこなうことです。

例えば、ある職場において高ストレス者がたくさん出たことがあります。その要因を集団分析の結果で見ると、上司からのサポートの得点が、ほかの職場に比べて極端に低いことが判明しました。

実は、その職場では調査の年度はじめに上司が代わっていました。さらに調査を進めると、上司が自分のやり方を主張し、これまでのやり方を全否定することで職場のモチベーションが低下していることがわかったのです。

こうした結果を上司に伝えることで、上司の考え方が変わり、職場のストレスも低下しました。

これまでは、メンタルヘルスの不調は個人ごとに対策をおこなっていましたが、ストレスチェック制度では、職場の環境を整える考え方に変わってきました。

そのため、これまでのように、高ストレスの人が職場を異動したり転職することでストレスを減らすという対策をとらなくてもすむようになることが期待されています。

COLUMN

## 「泣く」ことにもストレス解消効果がある！

私はストレス解消の方法として「笑う」ことをすすめていますが、実は「泣く」こともストレス解消につながります。

思い切り泣いたあとに、気持ちがすっきりした経験がある人も多いのではないでしょうか。泣くことは、笑うことと同様に、脳をリセットする効果があるのです。

近年では「涙活《るいかつ》」という言葉も生まれ、ストレス解消のために意識的に泣くことをすすめている人もいます。

意識的に泣くのは難しいと思われるかもしれませんが、泣く素材として映画を観るのもいいでしょう。

ちなみに、映画はストレス負荷試験や、笑いの実験などでよく使われています。

ストレスをかける際には、戦争映画やサスペンス映画が使われることが多くあります。

逆にいえば、ストレスが強い人は戦争映画やサスペンス映画はあまり観ないほうがいいのかもしれません（もちろん、好きな方は別ですが）。

笑うための映画としては、チャップリンの映画や『ミスター・ビーン』シリーズ、なぜかキャメロン・ディアス主演の『メリーに首ったけ』がよく使われます。ちなみに『メリーに首ったけ』の原題は『There's Something About Mary』。直訳すると「メリーには何か（魅力が）ある」でしょうか。これを『メリーに首ったけ』と訳した方に脱帽です。

泣く映画の定番は家族ものや動物ものでしょうか。「これなら泣ける」というものを、自分のストレス解消用にいくつか用意しておくといいですね。

ここで、私が推薦する泣ける映画をいくつかご紹介しましょう。

最初は、サンドラ・ブロック主演の『しあわせの隠れ場所』です。米国のプロフットボール選手であるマイケル・オアーの実話に基づくノンフィクション映画ですが、サンドラ・ブロック演じる母親のやさしさ、強さ、格好よさと家族愛に感動し、そして観たあとに幸せな気持ちになる映画です。

続いては、ジュゼッペ・トルナトーレ監督のイタリア映画『ニュー・シネマ・パラダイス』です。中年映画監督の若き日の感傷と郷愁、そして映画愛にあふれた内容はもち

COLUMN

ろんのこと、美しい映像とエンニオ・モリコーネの音楽に心が癒やされます。

　そして最後は、こちらもイタリア映画でロベルト・ベニーニ監督・主演の『ライフ・イズ・ビューティフル』。多くの方がご存じの映画だと思いますが、笑いと涙と感動にあふれ、私にとっていちばんおすすめの映画です。この映画を観ればストレスを笑いに変えるコツがわかるかもしれません。

第3章

# 負の感情をためると「うつ」になる

## 感情がエネルギーを奪っていく

## 「怒り」「不安」はうつの前段階

「怒り」や「不安」などの感情が長く続くと、やがて「うつ」になってしまう、という話をしましたが、最終的に心の問題だけでなく、体の病気にもつながっていきます。

実は怒りとうつでは、生活習慣や行動に共通点はあまりありません。

怒りというものはパワーがあるので、飲酒量や喫煙量も増えますし、血圧も上がります。その結果、体のなかの炎症も起こりやすくなります。これが怒りが脳卒中につながる理由にもなります。しかもすでにお話ししたように、怒りをためる人ほど、そして怒りの度合いが強ければ強いほどリスクが高くなります。

怒りにしろ不安にしろ、その感情を維持するということは、とてもエネルギーを必要とします。

怒りや不安は、ストレス反応でいうとアラーム期（警告期）といい、急性期の反応です。非常に多くのエネルギーを使うので、その瞬間、何かのストレスに対抗するにはとても有効です。

ただ、それが長く続くと前述したようにエネルギーが枯渇し、やがて疲弊してしまいます。

戦争を想像していただくとわかりやすいかもしれません。1日か2日の戦いなら、交感神経が活性化して、エネルギーを保ちながら戦えますが、それが何カ月も続くと、兵士も疲弊してきます。その結果、エネルギーがなくなってうつになっていきます。つまり、身体面で疲労するだけでなく、脳も疲労してしまい、うつが起こってくるということです。

このことがよくわかる例として、私がかかわっている福島県の県民健康調査があります。その内容についてはすでに序章で述べましたが、この章ではうつを中心にお話ししていきたいと思います。

## 避難生活者が抱える「うつ」と「肥満」の問題

震災により避難生活を送っている人は、「うつ」に加え「肥満」という大きな問題を抱えていることがわかりました。

うつになって体を動かすことがなくなると肥満になるというのは、なんとなく想像がつくでしょう。しかし、逆に肥満がうつの要因になることが、最近になってわかってきました。体重が増えることによって、なかにはうつの症状が出てきてしまう人もいるのです。

「うつ」と「肥満」――この2つの問題は、心と体は分けることができず、相互に深くかかわり合っていることを物語っています。

避難区域はストレス度も高く、特に肥満とうつの傾向があります。

私たちが持っている福島県外のほかの地域のデータと避難区域のある町のデータを比較してみたところ、幸福度がとても低かったのです。震災直後は、なんと4分の1近くの人が「ほとんど幸福ではない」（幸福度0～4）と答えています（図表14）。

さらに、ストレスの度合いがとても大きく、避難区域の町では「ほとんどない」と答えた人はわずか9％でした。

また、自信がない、希望がないなどのうつ症状に関しては、ほかの地域が4・9％であるのに対して、避難区域の町では約24％、不眠症状がある人は40％ほどに増えていること

図表14【原発事故後の住民の幸福度】

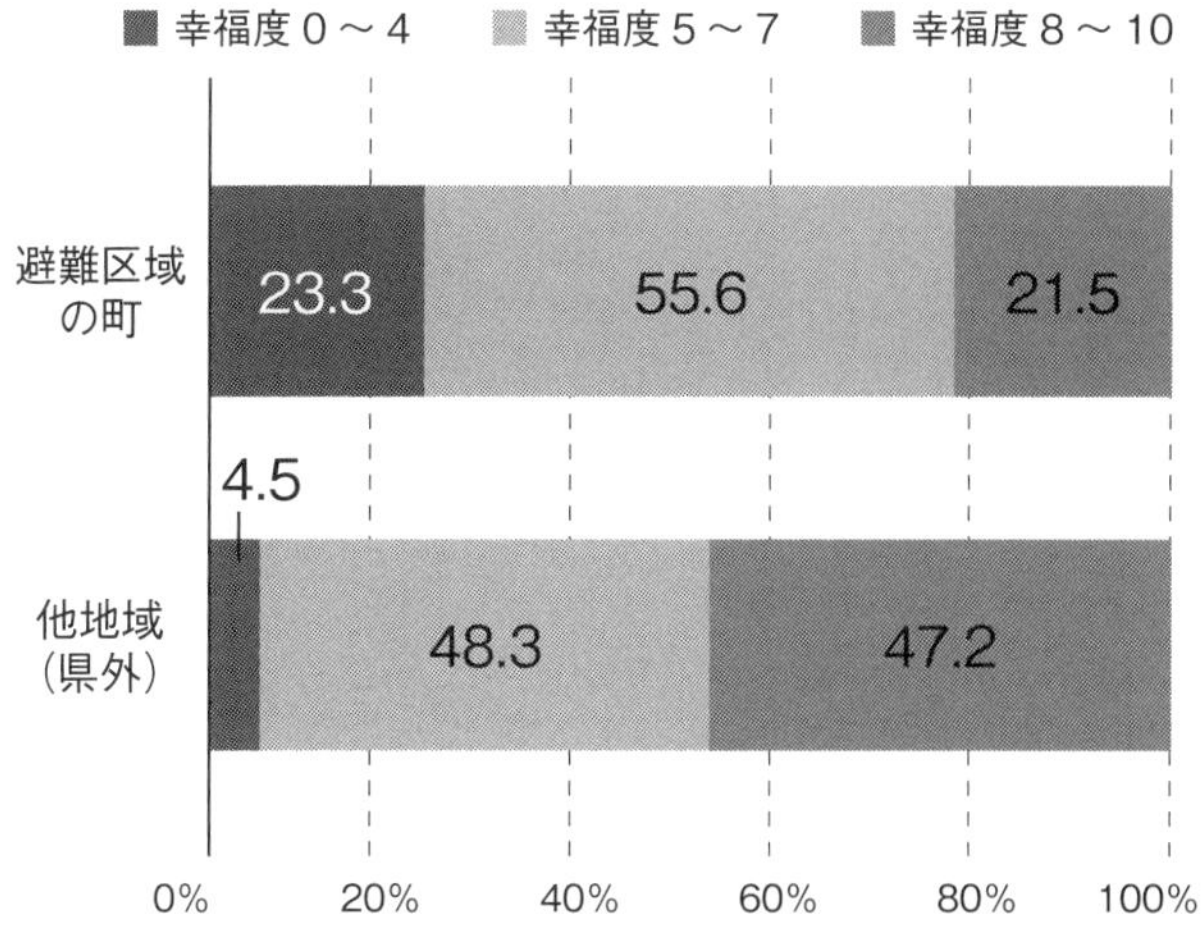


図表15【原発事故後の住民の自覚的ストレス】

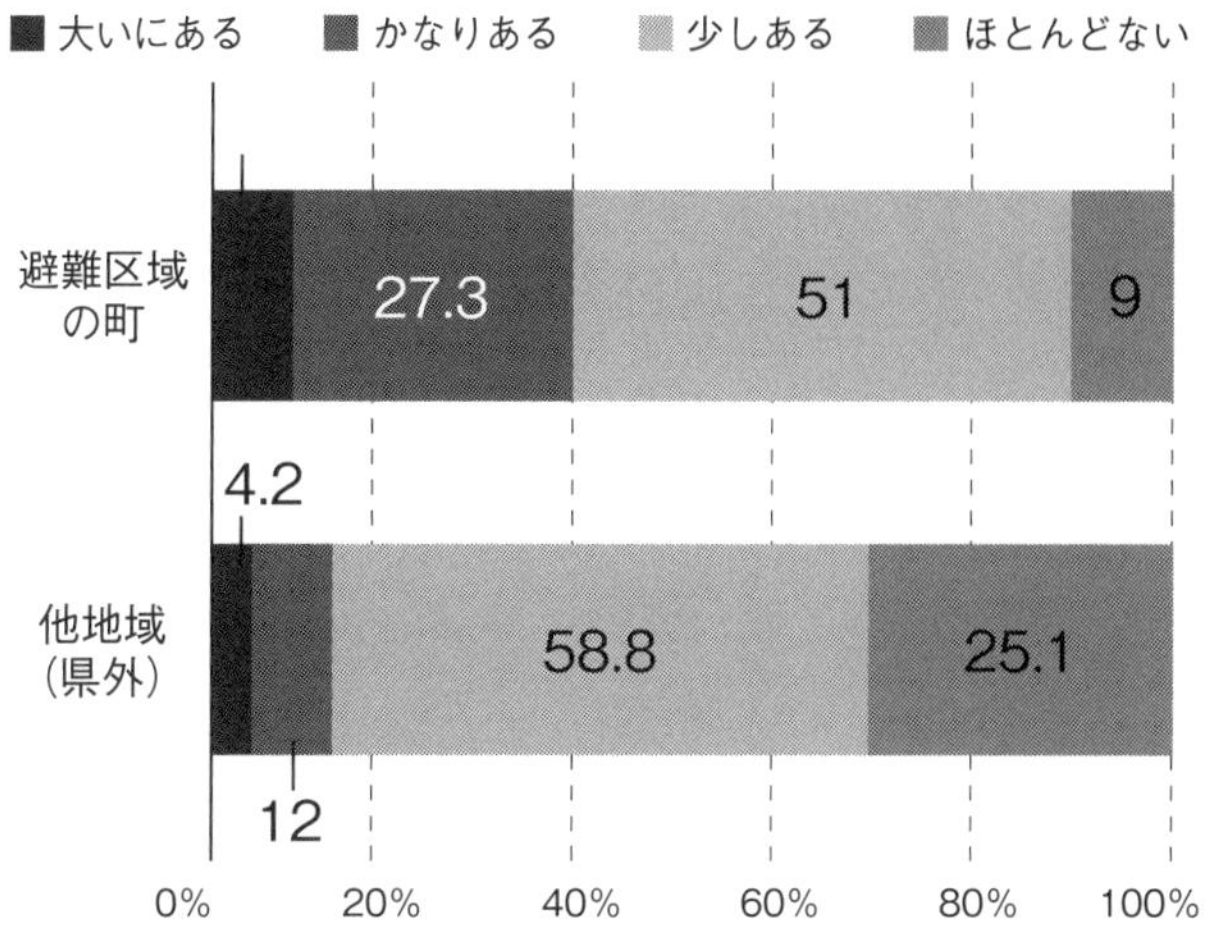

がわかりました。

福島県、特に避難区域の人たちは、なんといっても放射線に対する不安が大きく、その不安が大きければ大きいほどうつになりやすいという結果が出ています。なんとかこの状態を改善しなければと思っています。

放射線については、被ばく量によってがんになるとか、遺伝的な影響がある、将来の子どもに影響があるなどといったことを不安の理由に挙げているようです。うつ症状がある人ほど、放射線の不安を感じやすいということもわかりました。

逆にいうと、放射線の不安を感じやすいから、うつになるといえるかもしれません。人は、目に見えない、体感できないものに対しては、その不安を解消することが難しいものです。

一方で、実は放射線に対する不安は、福島県に住んでいると少しずつ減ってくることがわかりました。

ところが、東京にいる人はこの不安がずっと減らないことがわかっています。このことからも、目に見えないものへの不安を消し去ることが難しいことがわかるのではないでしょうか。

## 今後、「コロナうつ」はもっと増える？

放射線も新型コロナウイルスも、目に見えない、体感できないという共通点があります。それだけに不安が大きくなりがちです。しかも今回は、特定の地域ではなく、日本全国、全世界が同じような状況なのです。

仕事がなくなった、失業したといったことも、うつにつながる大きな問題です。今回の新型コロナウイルスでも仕事の変化を余儀なくされている方がたくさんいらっしゃると思いますが、非常に似た状況です。

同時にこのような大人の変化が、子どもにもそのまま影響を与えます。福島県の避難区域の人には特に肥満の傾向が強いことはお話ししましたが、子どもにも肥満が多く、子どものイライラも多かったこともわかっています。

今、「コロナうつ」という言葉も出てきているように、今後もうつが増えていく可能性があります。震災後もずっと不安を抱え続けたことで、多くの方がうつになりましたが、この先、震災のとき以上に深刻化していく恐れもあります。

経済的な問題のほかに、運動不足や人との接触の制限などは、すべてうつとつながっていく問題なのです。

## 肥満の意外な原因は「野菜ジュース」

肥満は運動不足と食べすぎが関係しています。

福島県でも肥満者は圧倒的に男性のほうが多いのですが、なぜ女性は抑えられているかというと、家事をしているからです。家事で動き回ることで、普段の運動量はかなり保たれています。

一方、男性の場合は仕事を失うなど、ずっと家に閉じこもりがちになります。それがいちばんの肥満の要因でしょう。

今回の新型コロナウイルスでも同じ状況が見られます。感染予防のために、在宅ワークが増えて通勤が減ったり、買い物に出かける回数が減ったりしています。

男性の場合は仕事が運動量に直結しています。特に通勤がなくなることで、肥満につながりやすくなります。


では、福島県で肥満が増えたのには、運動不足以外の理由はあるのでしょうか。

もちろんストレスが高かったことなども理由の1つとしてありますが、なかでも福島県でよく見られたのが、市販の「野菜ジュース」「果物ジュース」を飲む人が増えたことでした。同時に、震災後に避難をしている方が、生野菜をとらなくなったことが大きいと考えられます。

なぜかというと、通常、福島県の避難区域のように自宅でも野菜がとれるような地域では、生野菜はつくるものか、もらうことが多いものだからです。

でも、避難したらつくれませんし、もらうこともできません。では、スーパーに行って野菜を買うかというと、そのような習慣がほとんどありません。野菜はつくったりもらったりするものだから、わざわざお金を払って買うものではないという認識の方も多いのです。

　では、お金を出して何を買うかというと、お惣菜を買うのです。お惣菜は調理されて手間暇かけている分、お金を払う価値があるものになります。もちろん、健康を気にして野菜不足を補おうとする方もいらっしゃいます。そのため、野菜ジュースや果物ジュースを買う方はむしろ増えたということです。すると、どうしても体重が増える方向に行ってしまうのです。

　さらに、私たちの調査では、ジュース類を飲む傾向が強い人ほど、震災後数年間で脂質異常になる割合が増えたことがわかりました。逆に、野菜類、大豆製品をとる傾向が強い人ほど、体重が減少し、脂質異常者の割合は低下していました（Ma E, et al. Nutrients, 2020）。

　また、今までは買い物にしろ、食事に出かけるにしろ、それほど便利な場所ではないところに住んでいた方が、避難してそれまでよりも便利なところに住むようになりました。そうなると外食も増えてきます。

　さらにいうと、仮設住宅など避難生活をしている場所は台所が狭いので、それまでよりは料理をする機会が減ってしまうこともあります。

こんな些細《ささい》なことが関係するのかと思われるかもしれませんが、さまざまなことが積み重なって食生活が変化し、それが体にも影響を与えているのです。

## ストレス太りは、食べすぎではなくホルモンのしわざ？

ストレスがたまると、ついお菓子に手が伸びて食べてしまったり、食べることでストレスを解消しようとしたりしてしまうものです。

ストレスを感じると食べてしまうというメカニズムについて、説明しましょう。

ストレスがあると、それに対抗しようとコルチゾールというストレスホルモンが分泌されます。

実はコルチゾールには、食欲を増進させる作用があります。

加えて、コルチゾールには血糖値を下げる働きのあるインスリンというホルモンの分泌の調整を乱し、インスリンを過剰に分泌させてしまう働きもあります。

インスリンは、肝臓で蓄積されずに余ったブドウ糖を中性脂肪として脂肪細胞のなかに取りこむ働きがありますから、過剰に分泌されれば、体脂肪が蓄積されてしまいます。そうすると中心性肥満＝メタボリックシンドロームを引き起こしていきます。

また、ストレスがたまっているときほど、甘い物や脂っこい物に手を伸ばしたくなります。結果的に、カロリーが高いものを多くとることになります。

さらにうつになってしまうと、複雑なものは食べたくなくなります。

例えば魚料理や野菜の煮物など、いわゆる手の込んだものはつくらなくなりますし、食べたくないのです。

簡単に食べられるものを食べたくなるので、菓子パンやスナック菓子やおにぎりなど、糖質の高いもの、甘い物をひたすら食べ続けることになり、肥満につながります。

これが〝ストレス太り〟のメカニズムです。

ストレスがあってコルチゾールが分泌され、食欲が増進して食べる。それで食欲が収まれば問題ないのですが、そんなに単純ではありません。

食べたことによる満足感は一瞬感じるかもしれませんが、それが重なってくると、だんだん胃が大きくなって満腹を感じにくくなります。

また、うつっぽくなると、自分の体の感覚が脳に伝わりにくくなる、失体感症のような状態になってくるので、さらに満腹を感じにくくなるという悪循環に陥ってしまうのです。

## 外に出られないときこそ、生活習慣を乱さない

新型コロナウイルスの外出自粛生活では、「コロナ太り」という言葉も生まれました。このような外に出ない生活は、震災時ととてもよく似ています。

先の県民健康調査で、福島県のメタボリックシンドロームの割合が増えたことを紹介しました。メタボになっている人は、避難をしている人だけなのかと思いきや、実は避難をしている以外の人も影響を受けています。

これを今回の新型コロナウイルスの自粛生活に当てはめると、よくわかります。

震災で避難をしている人＝新型コロナウイルスの感染者の濃厚接触者と想定してみてください。濃厚接触者は、2週間の待機を命じられましたね。つまり「あなたは感染の可能

性があるので、2週間、絶対に家から出ないでください」といわれた人は、避難した人に当てはまります。

一方、避難していない人は何かというと、それ以外の多くの人たち。つまり、新型コロナウイルスの濃厚接触者ではないけれども、感染しないように外に出ないように気をつけている人たちが当てはまります。

福島の原発事故後も同じ状況が起こりました。

放射線の被ばくの影響が報告されます。すると、被ばく線量が高い地域の人たちは、家にいるようになります。ところが、それ以外の地域の人たちもなんとなく不安になり、外を出歩かなくなるのです。

同様に、外を出歩いたら、必ず新型コロナウイルスに感染するわけではありません。しかし毎日のようにニュースで感染者数が発表されると、不安になり、あまり外に出ないようになります。

これによってストレスがたまり、運動不足になって肥満につながり、病気の要因にもなってしまうのです。

大事なのはもちろん、放射線に被ばくしないことや新型コロナウイルスに感染しないことですが、そのなかでも食事や睡眠、運動といった心と体に影響する生活習慣については乱れないようにしないと、もとに戻れなくなってしまいます。

## 「コロナ太り」を防ぐ2つのポイント

ストレス肥満を防ぐにはどうすればいいのでしょうか。ポイントは、

・感情を抑えつけるのではなく、行動を変えること
・運動量を増やすこと

の2つです。

当たり前のようですが、いちばん取り組みやすく、続きやすいのは、食べた分は運動で解消するということに尽きます。

食欲は本能なので、気持ちで抑えるのはなかなか難しいでしょう。

私も食べるのを我慢できないという患者さんに何人も出会ってきました。そのときは「食べる量を減らす」か、「食べた分は運動する」か、どちらならできるのかを聞くようにしています。食べるのは減らせない、でも体重を増やしたくない。そのような人は、体の活動量を増やすしかありません。

生活スタイルにもよりますが、改めて運動量を増やすのはなかなかハードルが高いので、日常生活で体を動かすようにしましょう。

通勤時や職場ではエレベーターを使わず階段を利用する、買い物に行くときは歩くか自転車で行く、掃除などの家事をこまめにおこなうなど、日常生活のなかでいかに身体活動量を増やすチャンスを組みこむかが重要です。

私の場合、大阪から福島に戻ったとき、運動量が一気に減ってしまいました。大阪では通勤だけで1日1万1000歩は歩いていましたが、福島に来てからは車通勤になり、1日3000歩に激減。普段の生活のなかでどうやって歩数を増やせるかを考え、職場で歩くしかないと思いました。

私のオフィスは7階にあるので、どこかに出かけるとき必ず階段を使うようにしました。

これで職場での歩数が1日7000歩くらいに増えました。加えて車をオフィスから離れた駐車場にとめること、ランチの際に歩くことを意識することを加えて、1日平均1万歩は達成できるようになりました。

これから在宅ワークが増えて通勤がなくなると、ますます運動量は減っていきます。通勤しない日は、代わりに「30分歩いて（散歩して）自分の自宅に出勤する」くらいのことをやらないと、難しいでしょう。

ジムに通ったり、複雑な運動をわざわざしたりするのではなく、生活習慣として活動量を増やすことが大切です。

私が7階まで階段を使っているというと驚かれる方も多いのですが、生活習慣にしてしまえば、エレベーターを使うという考えがなくなってしまうので、そのうちになんということもなくなります。

おそらくコロナ太りは一時的なものではなく、しばらく続く可能性があります。

福島県のデータが示すように、一度肥満になってしまうと、その状態がほぼ定着してしまう可能性さえあります。日常生活を意識して変えていかないと、肥満の道へまっしぐらです。例えば避難区域でも、身体活動量を増やしたり、朝食をきちんと食べるようになった人では、肥満に伴う肝機能障害が改善したことも報告されています（Takahashi A, et al. Sci Rep. 2017）。

さらに体を動かすことによってストレス解消にもなりますので、一石二鳥ですよ。

## 肥満、糖尿病は、「うつ」の発症リスクも上げてしまう

一般的にうつ病は脳の病気だと思われがちですが、食事や運動などの生活習慣やメタボリックシンドローム、糖尿病などの生活習慣病との関連性が明らかにされつつあります。

約1万2000人の日本人を対象として、肥満や糖尿病の人はうつ病の発症リスクが高いという調査結果を、国立精神・神経医療研究センターなどが発表しました。

うつ病になったことがあると答えた人とそうでない人を比べると、うつ病になったことがある人は、2型糖尿病や肥満、脂質異常症が多く、間食や夜食の頻度が高いことがわかりました。

さらに、朝食を食べる頻度や、中等度と強度の運動をしている頻度が少ないことも明らかになりました。

うつ病の人はそうでない人に比べて肥満度をあらわすBMI値（適性体重は22。25以上は肥満）30以上の肥満の割合が1・61倍、脂質異常症の人の割合は1・53倍もありました。同様に、糖尿病を発症している人は1・48倍にもなっていました。

つまり、生活習慣を改善することが、うつの改善にもつながっていくのです。

生活習慣とうつとの関連には、いくつかのメカニズムがあります。

## ・炎症系の反応

肥満があると脂肪細胞が多くなりますが、脂肪細胞から炎症を起こす物質が分泌されるため、それが慢性の炎症反応を引き起こします。

慢性の炎症反応は全身のあらゆるところに影響することが知られています。例えば血管に影響すると動脈硬化が進行しやすくなります。また、インスリンの効きを悪くして（インスリン抵抗性）、2型糖尿病のリスクを上げてしまうのです。さらに、インターロイキンやTNF（腫瘍壊死《えし》因子）αなどの炎症性サイトカインが脳にも影響して、うつの要因になることがわかってきました。

**・腸内細菌**

腸内細菌がうつの引き金になっているという説もあります。

肥満の人は、腸内細菌のバランスが崩れているケースが多いのです。

別名「幸せホルモン」とも呼ばれるセロトニンという脳内神経伝達物質があります。うつ病は脳内のセロトニンが欠乏することが一因と考えられていますが、実は体内のセロトニンの90％が腸管でつくられています。そのため、腸と脳は離れていますが、腸内細菌が直接的にセロトニンなどの分泌と関係しているのではないかといわれているのです。

腸内細菌のバランスがとれていて、腸が健康な人ほど、体も心も健康なのではないかということが考えられます。

最近では、生活習慣病の新しい関連因子として、腸内細菌の役割も注目され、腸内細菌の変化が肥満、糖尿病の発症に影響することが報告されています。

　また、腸内細菌はストレスの影響を受けることも知られています。例えばストレスが多くなると、乳酸菌やビフィズス菌などの善玉菌が減少し、悪玉菌が増加するといわれていますが、実際に阪神淡路大震災前後で悪玉菌の増加が認められました。また、ヨーグルトなどのプロバイオティクス食品の摂取により、うつ症状および不安症状が改善されることも報告されています。

　これらの研究から、私は腸内細菌叢《さいきんそう》と脳と肥満・糖代謝とは、相互に影響する可能性が高いと考えています。

　そこで、私たちの研究グループが、腸内細菌叢を改善するために、無作為介入試験という手法を用いて健康教室による食事指導の効果を検証した結果、腸内細菌叢のバランスがよくなると、肥満が改善するだけでなく、うつ症状がよくなることがわかりました（Uemura M, et al. Eur J Nutr、2019）。

　このことから、ストレスが腸内細菌叢のバランスを崩して肥満・糖代謝に影響することだけでなく、肥満・糖代謝異常が腸内細菌叢のバランスを崩して、うつ症状の誘因になる可能性があると考えています。

## ・血糖値の影響（特に糖尿病）

糖尿病の人は、うつになりやすいことが明らかになっています。

糖尿病の人は、血糖値が高い（高血糖）ですが、高血糖になるとそれを下げようとインスリンというホルモンが分泌されます。そこで、インスリンが過剰に分泌されると、急に低血糖になり、脳の活動が一時的に落ちてしまいます。これが繰り返されることによって、脳に影響が出るのではないかと考えられています。

血糖値を維持することは脳の安定につながりますが、血糖の急上昇、急降下があると、脳にとっては負担になるというわけです。

これは動脈硬化と似ています。高血圧が続くと動脈硬化になりますが、その一方で、血圧が上がったり下がったり変化が激しいと、より血管に負担がかかり、動脈硬化が進むといわれています。

血糖の急降下はそれと同じなのです。

## ・睡眠時無呼吸

肥満がある人は、睡眠時無呼吸になりやすく、それがうつと関係してくるといわれています。

夜、無呼吸になると睡眠の質が落ちます。すると翌日、交感神経がかなり活性化されてしまうのです。簡単にいえば、興奮状態、緊張状態がずっと続いてしまうことになります。それで脳が疲弊してしまうのです。

肥満の人は、睡眠時無呼吸があるかどうかにかかわらず、胸腔《きょうくう》を脂肪が圧迫するので、呼吸機能が悪くなります。そのため、慢性的な酸素不足になり、脳に届く酸素の量も少なくなることも一因と考えられます。

## 脳卒中にも「うつ」が関係している!?

うつ症状がある人は、肥満や糖尿病だけでなく、脳卒中が起こりやすいこともわかっています。

茨城県の地域住民の方を対象として、私たちがうつ症状と脳卒中との関連を見た結果、うつ症状が少ない人（うつ症状に関する質問紙の得点が下位3分の1だった人）に比べて、うつ症状が多い人（得点が上位3分の1だった人）が脳卒中になる危険度は、10年間で2倍でした（Ohira T, et al. Stroke, 2001）。

脳卒中は、脳出血、脳梗塞、くも膜下出血に分かれます。脳出血とくも膜下出血は脳の血管が「破れる」もの、脳梗塞は脳の血管が「詰まる」ものです。

うつになるとより起こりやすくなるのは、血管が詰まる脳梗塞のほうです。茨城県の地域住民の方では、うつ症状が多い人が少ない人より脳卒中になる危険度が3倍高いことがわかりました。

ということは、うつ症状が続くことによって、何か血管が詰まる原因ができるのではないか——。調べたところ、脳梗塞だけではなく、虚血性心疾患も同じように起こりやすくなることがわかりました。

虚血性心疾患とは文字どおり心臓に血液がない状態を指し、大きく「狭心症」と「心筋梗塞」に分かれます。

心臓の筋肉に酸素や栄養を送る冠動脈が狭くなったり、閉塞したりすることで血流障害を起こす病気で、冠動脈が動脈硬化を起こすことで発症します。

うつになると、脳だけでなく、心臓の血管も「詰まりやすく」なるのです。

さらにいうと、うつの場合、これらの再発にも関係してきます。一度起こった脳卒中や心筋梗塞が再発しやすくなるのです。

なぜ、うつになると、このようなことが起こりやすくなるのか。それは生活習慣や自律神経系・内分泌代謝系への影響があるからだといわれています。

うつがあると体を動かすことが減り、外出も減ります。必然的に身体活動量も少なくなります。喫煙をする人の場合は喫煙量も増えてきます。

それに加えて血糖値が上がり、脂質異常が出てくるなど、いわゆる血液ドロドロ系のほうに傾いてくるのです。また、自律神経系では交感神経系が緊張し、副交感神経系の機能が低下してきます。つまり、体全体が慢性的に緊張状態になってくるのです。すると、血液凝固系が亢進《こうしん》し血が固まりやすくなります。

さらに不眠症状があるため、睡眠時間も少なくなります。食生活についても、魚や野菜の摂取が減り、いわゆるジャンクフードの摂取が増えます。そもそも自分で調理をすることが少なくなりますから、栄養バランスのいいものを食べるということが難しくなってきます。

血管が「詰まる」ほうに傾くのも、当然だといえるでしょう。

COLUMN

## 血液型でわかる！　なりやすい病気の傾向

血液型占いや血液型と性格を結びつけるのが好きなのは、日本人だけだといわれています。実際、4つしかない血液型に性格を当てはめるのは、少々無理があります。

しかし実は、血液型と性格は一致しないことが多くても、血液型と病気にはかかわりがあることをご存じでしょうか。

例えばO型の人は、心筋梗塞、脳梗塞、血栓症になりにくいことがわかっています。O型は、もともと血液をサラサラにする遺伝子を持っています。

よくO型の人の血液は、どの血液型の人に輸血しても大丈夫といわれるのは、血液を凝集させる物質が少ないため、ほかの血液型と合わさったときも血が固まりにくいからです。

わかりやすい例が、深部静脈血栓症。いわゆる「エコノミークラス症候群」です。エコノミークラス症候群は、座席に座ったままなど長時間同じ姿勢をとり続けると、血流

COLUMN

が悪くなり、血管中に血の固まりがつくられてしまう症状。O型でエコノミークラス症候群になる人は少ないことが知られています。

災害時や避難時にO型以外のA型、B型、AB型はエコノミークラス症候群になりやすいので要注意です。

O型とO型以外で分けて考えることが多いのですが、強いていえば、いちばん血が固まりやすいのはA型です。

もちろんO型の人も油断してはいけません。血液型よりも生活習慣の影響のほうが強いので、生活習慣が悪ければ病気につながります。

逆にいうとO型は血液がサラサラな分、血が固まりにくいので、血圧が高い人は脳出血のリスクがあります。

# 第4章

## 心と体の免疫力を高める「1日5分」の習慣

### 感情よりも行動を変える

## 日々の生活を楽しんでいる人ほど長生きする

ここまで感情と病気の関係についてお話ししてきましたが、感情は長寿とも関係しています。ストレスの有無にかかわらず、人生を楽しんでいる人は、循環器疾患が少ないというデータがあるのです。

40～69歳の日本人男女8万8175人を対象に12年間、病気との関連を追跡した研究です（Shirai K, et al. Circulation, 2009）。

「ご自身の生活を楽しんでいると思われますか」という単純な質問に答えていただきました。

その結果、「生活を楽しんでいない」と回答した人は、「楽しんでいる」と回答した人に比べて、12年間に循環器疾患で亡くなる危険度が2倍近くも高いということがわかりました。

もちろん、調査対象の人はバラバラです。ですから、性、年齢、職業、飲酒、喫煙、身体活動、自覚的なストレス、高血圧、糖尿病などを調整してデータ化しました。それでも、「生活を楽しんでいない」人は亡くなりやすいということがわかったのです。

つまり、ストレスがあるなしにかかわらず、それどころかストレスがあっても、毎日の生活を楽しんでいることが大切だということです。

## 「病気になりやすい性格」はあるのか

人生を楽しんでいる人が長生きであるというお話をしましたが、逆に病気になりやすい性格はあるのでしょうか。

穏やかな人よりも怒りっぽい人が病気になりやすいのは、なんとなくイメージできそうです。

実は、循環器疾患には「なりやすい性格」というものがあります。それが「タイプA」という性格です。どんな性格かというと、責任感が強く、競争心が強く、敵意性を持ちやすい人です。

わかりやすくいうと、昭和の時代のモーレッサラリーマンのような、仕事をバリバリやって出世していくようなタイプ。このような人に、心筋梗塞が多いといわれています。

これらの性格の要素を突き詰めていくと、結局もっとも影響を与えているのは「敵意性」でした。敵意性を持ちやすい人は、心筋梗塞になりやすい。第2章でも触れたように、やはり敵意性＝ライバル心が強い人は病気を招くのです。

負けず嫌いで頑張るだけならいいのですが、人に対して常に優位に立ちたい人や、相手を押しのけてでも自分が前に進みたい人はリスクが高いということになります。

そう考えると、昭和に比べて、平成・令和の今の若い世代にはライバル心むき出しのタイプAの人は少なそうです。そのおかげで、循環器疾患につながりやすい性格に当てはまる人もこれからますます減っていくでしょう。

また、「潰瘍性格」というものもあります。胃潰瘍などの潰瘍です。神経質な人が潰瘍になりやすいということは、以前からいわれていたことですが、いわゆる人に気をつかうタイプの人は潰瘍になりやすいという研究があります。

ただ、「この性格だから、この病気になりやすい」というリスクはある程度はあっても、直接的な原因にはなりません。ほとんどの病気は、性格的な傾向よりも生活習慣の要素のほうが大きいでしょう。

何より、性格を変えるのではなく、生活習慣を変えるほうがずっと簡単です。

## がんの「その後」を左右する感情

今や2人に1人ががんになるといわれている時代ですが、がんになりやすい「性格」というのはあるのでしょうか。

もともとがんと性格についての研究がはじまったきっかけは、実際のがん患者さんに大きく分けて2つのタイプがあることでした。

1つは、医師のいうことをよく聞いて、守ってくれる素直な患者さん。2つめは、わがままな患者さんです。例えば「この検査は受けたくない」「こんな食事は食べたくない」など、いい方は悪いですが聞き分けが悪い、何かにつけて文句をいう人です。

同じがん患者さんですが、どちらのタイプのほうが長生きすると思いますか？

答えは後者、わがままなタイプのほうだったのです。そこで、もしかしたらがんになりやすい理由、がんで亡くなりやすい理由がそこに隠れているのではないかと研究がはじまったわけです。

結論からいうと、がんと性格はあまり関係がないことがわかりました。性格とがんは関係なさそうなのですが、一方でうつはがんのリスクになることがわかっています。

心理社会的ストレスとがんの発症の関連を分析したところ、うつ症状が将来のがんの発症と関連があることがわかりました。また、不安やうつ症状などのネガティブな感情は、がんの死亡とも強く関連していることがわかっています。

さらには、その人の「感情」は、がんの予後にまで関係することもわかっています。がんを告知されたら、誰でもショックを受けますね。そのときにどのようにとらえるか、そのストレスにどう対処するか？　前向きにとらえる人もいれば、激しく落ち込む人や、怒りに変わっていく人もいるでしょう。このような考え方が、予後に影響を与えます。

がんといわれたあとにソーシャルサポートがある人、前向きにとらえられる人、怒りのコントロールができる人は、予後がいいケースが多いのです。

一方で、怒りは予後を悪くします。がんを告知されたあとは、どうしても「なぜ自分が」という怒りが湧いてきます。その感情をずっと自分のなかに押しこめていることがよくないのです。

もし怒りの感情が出てきたら、押しこまずに人に話す、違う感情で対処することが必要になってきます。

がんを告知されたこと自体がうつの誘因にもなりますし、うつ症状が出ることで予後も悪くなるという悪循環に陥ってしまう場合もあります。

余談ですが、よくストレスが高いと胃がんになりやすいといわれますが、実はストレスが高いほうがなりにくいがんもあります。

その代表が乳がんです。

乳がんのリスク要因として大きいのが、女性ホルモンです。ストレスが高いと、女性ホルモンの分泌が抑制されてしまうため、乳がんになりにくいという報告があるのです。

とはいえ、ストレスが高い生活を送っていれば、乳がんのリスクは減っても今度は別の病気になる可能性があります。現実的には、ストレスを乳がん予防に活かすことは難しいといえるでしょう。

## 「親の感情」はこんなに子どもに影響する

親の状態は、良くも悪くも子どもに影響します。親の体質はもちろん、感情、行動パターン、生活習慣、経済状態、すべてが子どもに影響します。

一つ屋根の下に住んでいる親子の感情が影響を与え合わないわけがありません。親がストレスを感じていると、子どもも少なからずストレスを感じます。親が怒りっぽい性格であれば、子どもは不安定になります。

実は親の影響は、子どもがお腹のなかにいるときからはじまっています。

ストレス解消のために、タバコを吸っている人もいるでしょう。イライラすると、つい本数が増えてしまう、といったことはないでしょうか。こうした感情による行動変化が、子どもの健康に影響を与えることもあります。

例えば、妊娠中にたばこを吸っていた女性からは、低出生体重児（出生体重が２５００ｇ未満）が生まれるリスクが高くなります。さらには、これが将来の肥満や高血圧など、生活習慣病につながることがわかってきました。

また、妊娠中の母親が体重の増加を嫌い、妊娠中に過度な体重制限をすることでも、子どもの出生体重は少なくなります。

低出生体重児で生まれた子どもは、将来、高血圧や糖尿病などの生活習慣病のリスクが高くなるということが明らかになっています。

喫煙者が父親の場合も同様です。受動喫煙ががんや循環器疾患の発症リスクを増やすことは数多く報告されています。

また、親の生活習慣はそのまま子どもが引き継ぐことが多いとわかっており、親がたばこを吸っていると、子どもも将来たばこを吸いやすくなることが報告されています。

東日本大震災のとき、幸い妊婦さんのストレスはほとんど赤ちゃんには影響していなかったと報告されています。一方、妊娠高血圧になった人では低出生体重児の割合が少し多かったという報告があります。

妊娠中の母親の過度の心身のストレスは、なんらかの形でお腹の赤ちゃんに影響することがあるかもしれません。

一般的に、産後うつは1割くらいの女性に見られます。

産後うつになると、食生活にも影響する可能性があります。産後うつの症状のなかに、食欲減退があるのです。

母親の栄養状態は、母乳を飲む赤ちゃんにも影響します。ストレスや栄養状態が悪くなると母乳が出にくくなり、そのことで母親が追い詰められていくという状態に陥りやすくなります。

実は、東日本大震災後にも、福島県では産後うつの女性が通常の倍くらいに増えました。もともと健康な女性でさえ1割程度が産後うつになるなかで、震災といった社会的ストレスが加われば、母親の精神状態に影響しないわけがありません。

これを今の状態に照らし合わせれば、新型コロナウイルスの影響で里帰り出産もできず、立ち会い出産もできず、人とのかかわりが減っていくなかで、不安から産後うつになる女性が増えるのではないかと危惧されます。

## 笑顔をつくるよりも「声を出して笑う」のがコツ

「笑うことは健康によさそうだ」ということは、多くの方がなんとなく理解しているのではないかと思います。ここからは、「笑い」の健康効果について、最新研究の数々をご紹介していきましょう。

まずは、笑いの頻度と死亡との関係です。

これまで、米国のプロ野球選手を対象として、選手の写真上の笑顔と寿命との関連が検討されています。１９５２年にプロ野球選手であった２３０人の顔写真を分析し、笑顔の程度を3段階に評価したうえで、その後の寿命との関連を検討しました（Abel and

**図表16【笑いの頻度と死亡の関係】**

40歳以上の日本人男女17152人を5年以上経過観察した研究

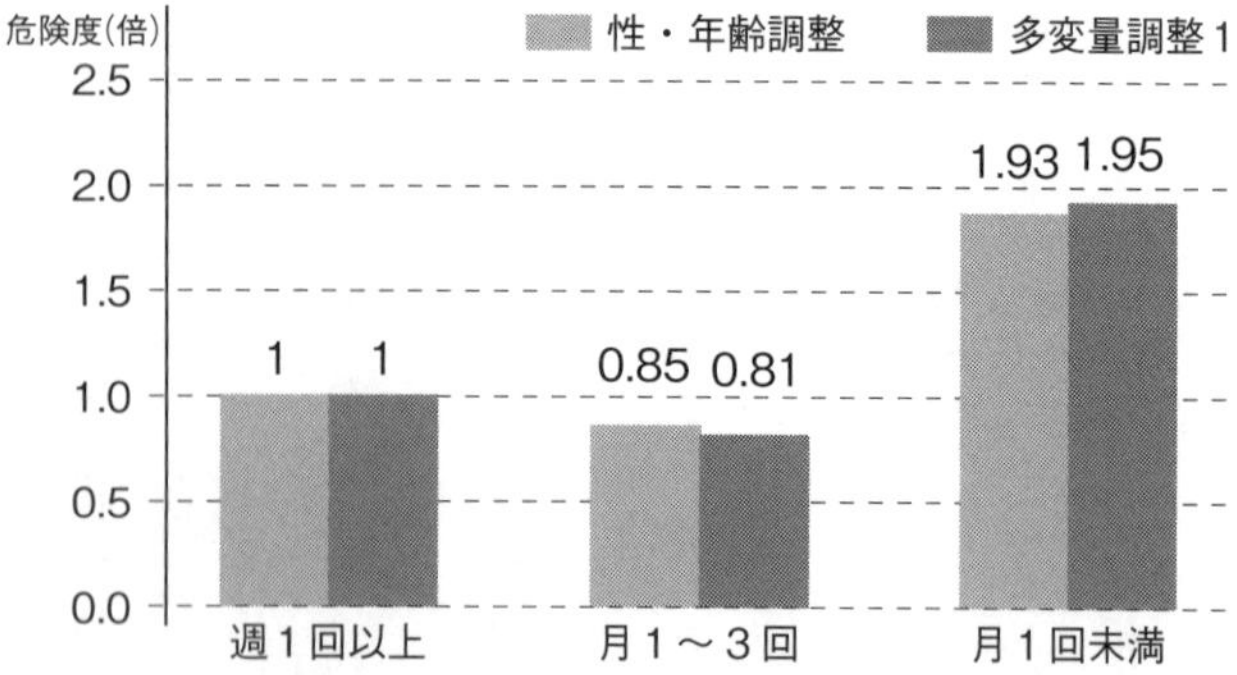


1：性、年齢、高血圧、糖尿病、喫煙、飲酒を調整済

Sakurada K, et al. J Epidemiol, 2019

Kruger, 2010)。

２００９年までの追跡調査で１８４人が死亡し、笑顔との関連を解析した結果、笑顔がまったく見られなかった選手の平均寿命が72・9歳であったのに対し、歯を見せて満面の笑みを浮かべていた選手の寿命は79・9歳で、その差が7歳もあったとのことです。

笑いと死亡との関連は、日本でも調査されています。山形県の40歳以上の地域住民男女1万7152人を5年以上経過観察した研究では、「週に1回以上、声を出して笑っている人」を基準にすると、「月に1回未満しか声を出して笑わない人」では、5年後に亡くなる確率が2倍近くにアップすることがわかりました（図表16、Sakurada et al. J Epidemiol, 2019）。

「月に1回未満しか笑わない」のは、ほとんど笑わないのと同じですよね。笑いがいかに寿命にかかわっているかがよくわかるデータです。

ひと口に笑いといっても、いろいろあります。ニヤニヤする笑い、苦笑い、失笑、声を出さない笑い、微笑み、お腹の底から大爆笑などなど。しかし実は、笑いには定義があるのです。

ポイントは声を出して笑うこと。とにかく笑い声を出す。笑いには、基本的に声を出すという動作が欠かせません。単なる笑顔ではないということです。

口角が上がり、目尻が下がっていれば笑顔はつくれます。その笑顔にプラスして発声を加え、息を断続的に出す行為。これが「笑い」です。

どうせ笑うなら、小さく笑うよりも大きく笑ったほうがいいですよね。

余談ですが、笑うことができるのは人間だけ、といわれることがありますが、実は霊長類は笑うことがわかっています。

例えばゴリラやオランウータン、チンパンジーは笑います。ただ、「面白い」から笑っているのかというと、そういうわけではないようです。

もともと笑いの起源は「くすぐり」にあります。サル同士がお互いに触れ合っていて、くすぐったくなって、つい「カッカッカッ」と笑ってしまったのが起源のようです。したがって、もしも人間がサルともっと仲良くなって、くすぐることができたとしたら、笑う可能性があるのです。

また、サルの場合は、くすぐったいことが笑いのきっかけになっているだけでなく、社会的笑いもあります。下位のサルが上位のサルに対して、媚《こ》びへつらうように笑うことが確認されています。また、マウスをくすぐると、笑いはしませんが、笑ったときと同じような周波数の声を出します。

よくネット上で犬や猫が笑っている画像がアップされていることがありますが、笑いの定義からすると、あれはあくまでも「笑顔に見える顔」であって、残念ながら本当に笑っているわけではないのです。

## 「大阪のおばちゃんはよく笑う」を検証してみた

笑いに地域差はあるのでしょうか。

確かに「お笑い」に関しては、関東よりも関西のほうが反応がよさそうです。そこで、秋田、大阪、高知の40歳以上の地域住民の方に同じ質問紙を用いて声を出して笑う頻度に地域差があるか調べてみました。

その結果、男性では地域差は見られませんでしたが、女性では大阪、高知、秋田の順に笑いが多かったのです。したがって「大阪のおばちゃんはよく笑う」というのは本当だということがわかりました。一方、大阪のおっちゃんはそれほどでもないようです。ただし、どの地域でも男性よりも女性のほうが笑う頻度は多く、笑いに関しては地域差よりも性差のほうが大きいようです。

大阪のおばちゃんがなぜよく笑うのかについてはわかっていませんが、個人的にはよくおしゃべりをするからという印象があります。全国いろいろな地域に講演に行っていますが、大阪の会場だと講演前からにぎやかです。さらに、笑いに対して貪欲というのもあるかもしれません。

私は大阪で働く前からストレスに関する講演をしていましたが、そのなかで笑いを取ろうとは思ってもいませんでした。ところが、大阪で講演していると、「へえー」と納得していただいたあとに、「で、そのオチは?」といわれてしまうのです。おかげで大阪で働いてからは、講演の内容に笑いの要素を多く取り入れるようになりました。私の講演はまさに大阪のおばちゃんに鍛えられたといえるでしょう。

一方、「若い娘は箸《はし》が転げても笑う」ともいいますが、おばちゃんと若い娘ではどちらがよく笑うのでしょうか? 同じように秋田、大阪で笑いと年齢との関係を調べてみると、若ければ若いほどよく笑うことがわかりました。

年代別に見た笑う頻度のデータでは、女性は「ほぼ毎日」笑う人が20代、30代では60%を超え、40代でも50%以上、50代ではやや減って30%強になります。女性の場合、「月1~3回しか笑わない」人は、どの年代でも10%もいません。

男性では、「ほぼ毎日」笑う人が20代でも50%、30代では40%、40代では35%くらいになります。

「月1〜3回しか笑わない」人は、20代こそ少ないですが、30代では10％以上、50代になると20％近くもいます。

一人暮らしの男性は、本当に笑う機会が少ないですね。特に高齢で一人暮らしの男性は、テレビを観ても笑うことはあまりないのではないでしょうか。しかし先にお話ししたように、笑う頻度が少なければ、寿命も短くなる可能性があります。

また、日本人とアメリカ人の笑いの頻度を比較すると、日本人の女性とアメリカ人の女性、そしてアメリカ人の男性もほとんど変わりません。唯一低かったのが日本人の男性です。

つまり、日本人男性は、世界的に見ても笑わないほうだということです。

小さい頃から「男子たるもの歯を見せて笑うべからず」「男のくせにヘラヘラするな」など、笑うことに対してネガティブなことをいわれた男性の割合が日本人には多いためでしょうか。

ただ、以前に比べて、若い人では笑いの性差がなくなってきていますので、これからの日本人男性にはどんどん笑っていただきたいですね。

私は管理職研修に行くことがあるのですが、参加者のほとんどは男性です。最初はみんな難しい顔をして聞いていて、ニコリともしません。真剣に聞いていただいているのかもしれませんが、雰囲気がかたいのです。

そこで途中で必ず、あとでご紹介する「笑いヨガ」を取り入れて無理やり笑わせます。すると、そこからガラッとみなさんの雰囲気が変わります。

一方、笑いは小さい頃の影響がとても大きく、育児放棄をされている赤ちゃんは、2歳くらいまで笑わないという報告があります。

赤ちゃんの笑いは、最初は「生理的微笑」といって自然に起こってくるものです。やがて、抱っこされたりあやされたりすることで笑うようになってきます。

親は「かわいい」と思うから抱っこしたりあやしたりしますね。それが赤ちゃんの社会的報酬になるわけです。要するに、笑顔になってかわいい態度をとると、抱っこしてもらえるなど、何か自分にとっていいことがあると学習します。

ところが育児放棄で無視されている状態が続くと、笑ってもメリットがない。いいことがない。だから笑うことをやめてしまうのです。

笑いとは人との交流のなかで生まれるものです。こういった対人との交流が少なくなると、笑いが減っていく。小さい頃の育児環境は、将来の感情にも大きく影響してくるのです。

## 医学的に見た「笑い」のすごい効果

笑うことは、医学的に見てどんな効果があるのでしょうか。効果は2つあります。

まず1つは、単純に笑うこと自体が運動になること。実は、笑うことは有酸素運動なのです。

有酸素運動は、酸素を使って筋肉を動かすエネルギーである脂肪を燃焼させる運動で、ウォーキングやジョギング、水泳やサイクリングなどがこれにあたります。

もちろん、笑うことはエネルギーを短時間に燃焼するほどの強度の運動ではありませんが、何より腹筋を使います。特に声を出して笑うことは、腹式呼吸につながります。

笑うという行為は腹筋だけでなく横隔膜《おうかくまく》も使うため、15分笑うと20~40キロカロリーものエネルギーが消費されます。声を出して笑うことは、ストレス発散になるだけでなく、有酸素運動にもなるのです。

私たちは落語会で笑っているときのエネルギー消費量を呼気モニタリングによって調べてみました。すると、よく笑っている時間帯は、公園を散歩する程度の運動量になっていました。

もちろん、笑いの有酸素運動効果は本当に運動しているときの消費エネルギー量には及びません。しかし、新型コロナウイルス感染を心配されて外に行きにくい方、膝や腰が痛くて運動ができない方もいらっしゃると思います。そのような場合、家で笑っているだけでも有酸素運動効果が見込めますので、ぜひ活用してはいかがでしょうか。

2つめが、脳内リセット効果があることです。

自分が笑っているときのことを思い出してみてください。笑っているときに、何かほかの考え事をしていますか？

大笑いしているとき、人は何も考えていない、頭が空っぽの状態になっているはずです。その時間が脳をリセットするのです。

実際に実験もされています。大笑いをしているときと、麻酔で眠らせるときを比較したところ、両方とも同じようにストレスホルモンが下がったという報告があります。

笑うということが、ストレスからいったん目をそらすという作用もありますし、単純にストレスを笑い飛ばすという作用もあるのです。

笑いは集中力を高める効果もあります。

カリスマ塾講師がよくおこなっている方法で、授業の前に必ず生徒をひと笑いさせるというものがあります。授業がはじまる前の生徒たちというのは、いろいろなことを考えていて、脳が1つの方向に定まっていない状態です。笑わせることで、生徒たちの脳をリセットさせて授業に集中させるのです。

仕事でも同じです。ずっと仕事のことばかり考えていると、脳はだんだん疲れてきてしまいます。一瞬でも笑うことによって脳をリセットさせると、仕事の効率もアップします。

朝、ラジオ体操のあとに笑いを取り入れている会社もあります。

また、笑ったあとは副交感神経が優位になり、リラックスに傾くため、ストレス度が下がります。ストレスを感じるとコルチゾールというホルモンが分泌されますが、実際に笑ったあとは唾液中のコルチゾールが減少します。

さらに、笑うと免疫細胞の1つ、NK細胞が活性化することが明らかになっています。NK細胞はがん細胞のほか、ウイルスや細菌といった外敵を攻撃してくれる働きがあります。

コルチゾールの減少とNK細胞の活性には相関関係があるため、笑うことによって自然免疫力が上がるのです。新型コロナウイルスやインフルエンザの予防効果も期待できます。

笑うことでストレスが減り、ストレスが関係する病気が予防できるのではないかといわれているのは、こうした理由からです。

## 医療で取り入れられている「笑い療法」

このような笑いの効果は、「笑い療法」などの名前で医療の現場でも取り入れられています。いわゆる「クリニクラウン」のことはご存じの方も多いのではないでしょうか。これは病院の「クリニック」と道化師の「クラウン」を合わせた造語です。主に小児の病室を訪れて、入院生活を送る子どもたちに遊びやコミュニケーションを通して笑顔を育む道化師です。

今の医療現場では、このような「クリニクラウン」だけではなく、笑いそのものを増やすことが増えてきています。

例えば、ナーシングホーム（看護師を中心とした医療の提供や看取りをおこなう老人ホーム）でも、笑いを増やす取り組みをしていたり、うつの患者さんに対して笑い療法をおこなう取り組みをしたりしている医療機関もあります。うつの患者さんの場合、笑い療法を取り入れることによって、特によく眠れるようになったという声が多いようです。

また、がん患者さんでは、笑い療法によって放射線療法の副作用を減らす、痛みを緩和する、二次性のうつを減らす、ＱＯＬ（生活の質）を上げる効果があることが報告されています。

大阪国際がんセンターでは、実際に笑いの効果をがん患者さんの治療に役立てています。吉本興業とタイアップした研究では、落語、漫才などを複数回聴いてもらうと、痛みが軽減し、ＱＯＬが上がったことが報告されました（Morishima et al. PLoS One, 2019）。

## 「笑い」で「うつ」がよくなる⁉

笑い療法の医学的効果をあらわす報告もたくさんあります。

健常な学生38人を対象として、笑い療法の1つである「笑いヨガ」の効果を見た研究では、週2回、1カ月間の笑いヨガへの参加後に全般的な健康感、特に身体症状、不安・不眠、うつ症状の改善が見られました（Yazdani et al. 2014）。同様に、地域住民高齢者においても、うつ症状、不安、睡眠の質に関する笑いの効果が報告されています。

また、先ほどのがん患者への効果に加え、パーキンソン病患者、人工透析患者、うつ症状がある人、ナーシングホームの入居者を対象としても、不安、うつ症状、睡眠の質などに関する笑い療法の効果が報告されています。

私たちも地域住民でメタボリックシンドロームの因子を持った方を対象として、笑いヨガを中心とした笑い療法をおこなっています。3カ月間で8回の笑い療法を用いた健康教室に参加された方と参加されていない方を比較すると、笑い療法をおこなっているグループのほうが体重が減る、血圧が下がる、身体的QOL、精神的QOLが上がるという結果も得られました。

さらに、世界中でおこなわれている笑い療法を分析したところ、ほぼすべての研究で、うつが改善することがわかりました。

興味深いことに、ユーモアで笑わせるよりも、笑いの体操のほうが効果が大きいこともわかっています。笑うという行為そのものが、うつの改善につながる可能性があるのです。

## 日本最古の「笑い療法」を描いた『古事記』

笑い療法の歴史はとても長いものです。日本最古の笑い療法は、なんと『古事記』にある天宇受売命（アメノウズメノミコト）によるものです。

天宇受売命は日本最古の踊り子で、彼女が登場する有名な「天《あま》の岩戸《いわと》」の話があります。太陽の神である天照大御神（アマテラスオオミカミ）は弟、須佐之男命（スサノオノミコト）の悪事をかばい続けてきましたが、あまりにも傍若無人な行動に堪忍袋の緒が切れてしまい、天の岩戸に隠れてしまいます。

そう、天照大御神は日本最古の引きこもりだったのです。

すると、世界は瞬く間に漆黒の闇に包まれ、いろいろな災いが起こります。困ってしまった八百万《やおよろず》の神はどうすればいいのか話し合います。なんとかして天照大御神を外に誘い出そうと、さまざまな儀式をおこないますが、出てきません。

そこで登場したのが、天宇受売命です。大きな桶の上に乗り、トントンと拍子を取りながら、胸や下半身をさらけ出し、面白おかしく踊ったのです。神々は一斉に笑い出しました。

その様子に聞き耳を立てていた天照大御神が天の岩戸を少し開けて様子を見ようとしながら、天宇受売命に「なぜ世の中が闇になっているのに、神々は愉快に笑っているのですか？」と問います。天宇受売命は「天照大御神様よりも貴い神様がおいでくださったので、喜んで踊っているのです」と答えます。

そこで、天照大御神がもっとよく見ようと乗り出したところを、外に引きずり出しました。笑いの力によって、引きこもり脱出成功、というわけです。

ただ、実際に最初に笑いの効果を報告したのは、ノーマン・カズンズ氏ではないでしょうか。

彼はアメリカの有名なジャーナリストで、強直性脊椎炎《きょうちょくせいせきついえん》という病気になり、医師から治る見込みはほとんどないといわれてしまいました。そうであれば、せめて楽しくしようと、病室にコメディー映画を持ち込んで毎日大笑いするようにしたのです。

するとみるみる回復して、半年後には仕事に復帰してしまいます。その経過を、医学雑誌『ニューイングランド・ジャーナル・オブ・メディシン』に発表しました。のちに『笑いと治癒力』（岩波現代文庫）という本も出版しています。

## 認知症を遠ざける「笑い」の可能性

笑わない人ほど認知機能が低下し、認知症になりやすいこともわかっています。

笑いの頻度と認知機能の関連を示したデータがあります。ほぼ毎日笑う人を基準にすると、月に1〜3回笑う人は約1・4倍、ほとんど笑わない人はなんと2・5倍も認知機能が低下するという結果が出ています（図表17、大阪府の65歳以上の住民990人を対象とした横断研究）。

つまり、笑わない人ほど、物忘れが激しいなど認知症の症状を持っているということになります。

でも、このデータだけだと、笑わないから認知機能が低下するのか、認知機能が低下してしまったから笑わないのか、どちらが先かわかりませんよね。

そこで次に、認知機能が正常な人だけを対象に、笑いの頻度と1年後の認知機能との関連を調べました。

その結果、どうなったかというと、笑う頻度が少ない人から順番に認知機能が低下してくることがわかりました（ほぼ毎日笑う人に比べて、ほとんど笑わない人は3・6〜3・7倍も認知機能が低下）。

この結果から、笑わないことが認知症の原因になるとまではいえませんが、日常生活に

**図表17【笑いの頻度と認知機能との関連】**

大阪府の65歳以上の住民990人を対象とした横断研究

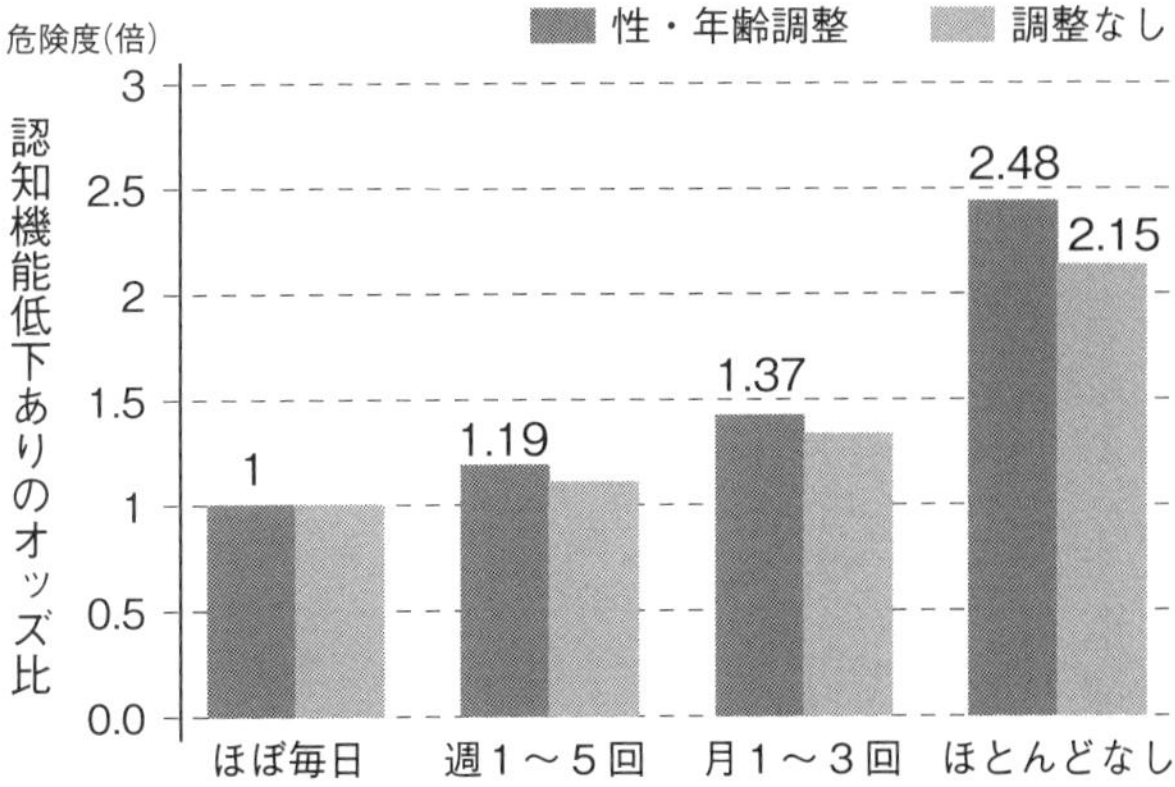


おいて笑いが少ないことが将来の認知症を予測するということはいえそうです。もし、ご家族の高齢者を見ていて「最近笑いが少なくなって来たなぁ」と思ったら要注意。その後認知症になってしまう可能性があります。

認知機能は年齢とともに下がってきますから、私はもはや「笑い」＝老化指標としてもいいのではないかと思っているくらいです。

笑うことによって口腔《こうくう》機能が保たれる効果もあります。

同じ調査で、ほぼ毎日笑う人に比べて、ほとんど笑わない人は口腔機能の低下が女性は3・4倍、男性は3・8倍多いことがわかりました。笑う行為は、腹筋だけでなく、口のまわりの筋肉も使うので、笑わないと口腔機能が落ちてくるのではないかと考えられます。

興味深いのは、笑うことと歯の本数も関係しているということです。65歳以上で歯が20本以上残っている人の割合を調べたところ、ほぼ毎日笑っている人がもっとも高かったのです（ほとんど笑わない人の1・4倍）。

また、私が一緒におこなっている研究ですが、笑わない高齢者は、笑う高齢者に比べて介護が必要になるリスクが高くなるという名古屋大学大学院のデータが最近発表されました。

介護を受けていない高齢者1万4000人余りを3年間追跡したところ、ほとんど笑わない高齢者は、ほぼ毎日笑う高齢者に比べて、身のまわりのことが1人でできなくなる「要介護2」以上の介護が必要になるリスクが、1・4倍も高くなっていたのです（図表18、Tamada et al. J Epidemiol, 2020）。

認知症が進んでしまうと、笑うことそのものがなかなか難しくなってしまいます。認知

図表 18【笑いの頻度別の新規要介護認定リスク】

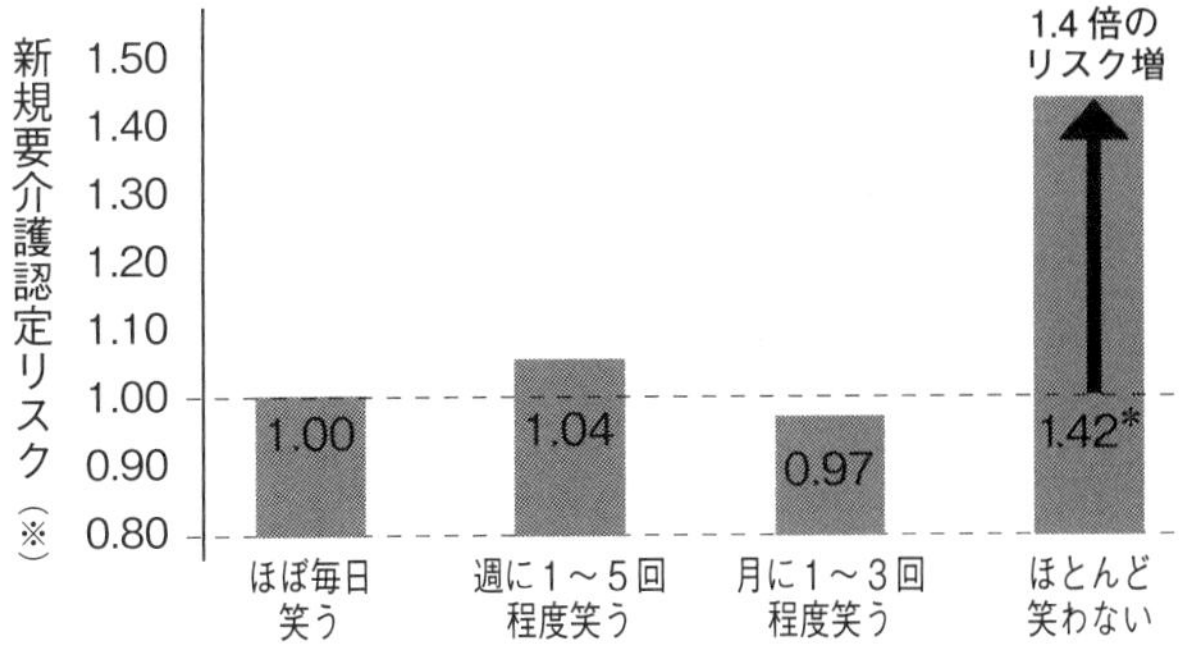


＊この結果が、偶然のためにたまたま観察される確率を計算したところ５％未満（統計学的に有意）

※性別、年齢、既往歴（高血圧、糖尿病）、喫煙、飲酒、家族構成、社会参加、抑うつ傾向、認知機能、身体機能、教育歴、等価所得の影響を調整済

Tamada et al.J Epidemiol, 2020

機能が低下する「前」に、よく笑うことが大切です。

ただ、認知症の方でも、体操として笑うだけで興奮症状が収まったり、うつ症状が改善したり、寝つきがよくなるという結果が出ています。

笑いが認知症を予防できる可能性については、まだ明らかになっていない部分が多いですが、笑いが認知症に対する代替療法になりうる可能性も指摘されはじめています。

何より、笑いは日常生活ですぐにでき、お金もかからず、道具もいりません。笑いと認知症の研究がもっと進めば、将来的に認知症に対して医学的に笑いを介入させる可能性も大いにあるのではないでしょうか。

## 生活習慣病は「笑い」で防げるか

ここまで紹介してきたデータの結果は偶然ではありません。

笑いが寿命はもちろん健康寿命に関係しているのであれば、なんらかの病気を介して関係している可能性があります。

平成28年国民生活基礎調査によると、要介護の主な原因は、第1位が認知症、第2位が脳血管疾患（脳卒中）、第3位が高齢による衰弱です。これらと笑いの関係を見ていく必要があるでしょう。

まず、笑いと循環器疾患との関連を見ていきましょう。

日常生活で声を出して笑う頻度と心疾患、脳卒中との関連を示したデータがあります。ほぼ毎日笑う人を基準にして、週1〜5回笑う人、月1〜3回笑う人、ほとんど笑わない人を比べると、笑う頻度が少ないほど、心疾患有病率が高くなる（ほとんど笑わない人で

図表19【笑いと循環器疾患との関連】

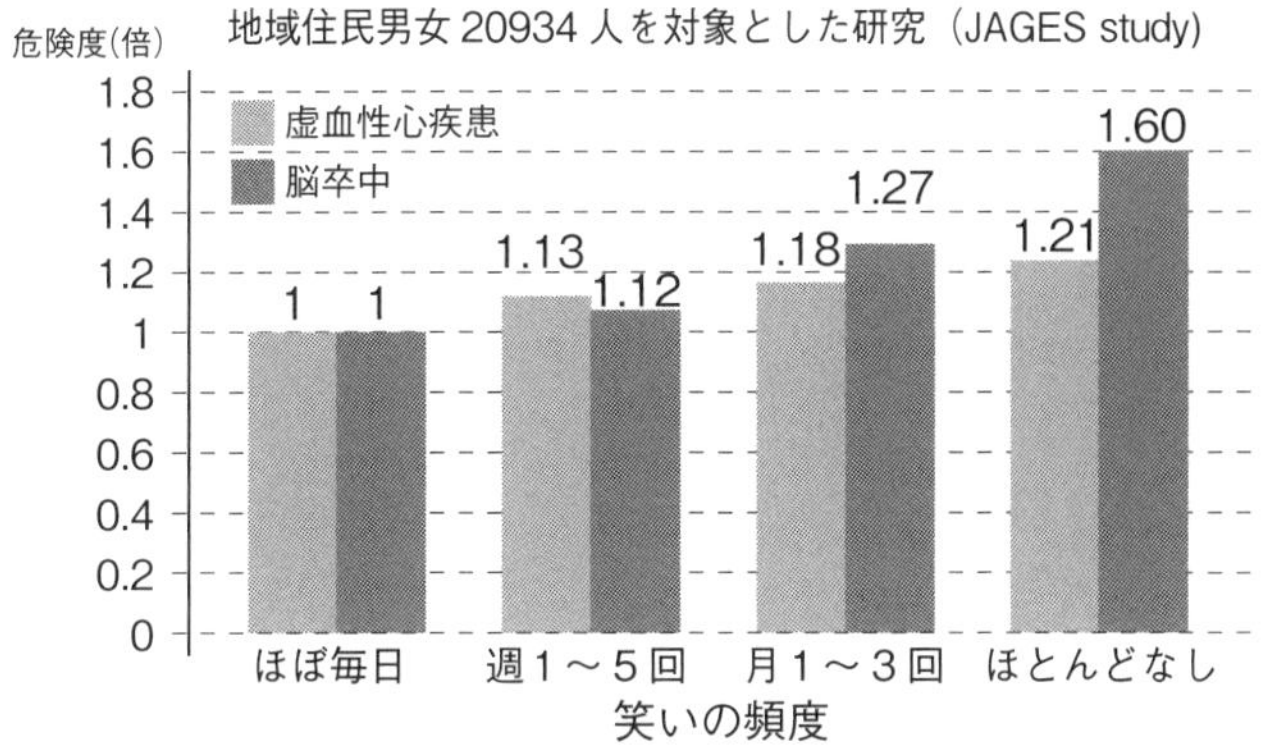


性、年齢、飲酒、喫煙、身体活動、うつ、婚姻歴、高血圧、脂質異常を調整済

Hayashi et al. J Epidemiol, 2016.

は1・21倍）ことがわかりました（図表19、日本老年学的評価研究２０１３年調査に参加した65歳以上の地域住民男女２万９３４人が対象）。

笑いの頻度が少ない人のほうが高血圧、糖尿病を発症しやすく、その結果、心筋梗塞や脳卒中などの循環器疾患が引き起こされ、要介護や死亡の原因になる可能性があるのです。

笑うことそのものが、生活習慣病を予防する効果があるといっても過言ではありません。

笑いが生活習慣病に及ぼす効果の研究は、２０００年代から報告されていました。筑波大学の研究グループが中高年の糖尿病患者19人に対しておこなった研究があります。

最初の日は参加者に対して昼食後に糖尿病の講義を40分間聴いてもらい、次の日は同じ昼食後に漫才を40分間鑑賞し、大笑いしてもらいました。両日ともに昼食前と昼食後2時間の血糖値を測定して比較した結果、講義の日の血糖値は151㎎／dLから274㎎／dLに急上昇したのに対し、漫才の日では178㎎／dLから255㎎／dLにとどまり、その差が46㎎／dLもあったことが報告されました（Hayashi et al. Diabetes Care, 2003）。

ただし、この研究では短時間の効果のみが検討されていて、長期的な効果については、まだ明らかになっていません。

もし本当に笑いが糖尿病によいのであれば、笑っている人ほど糖尿病が少ないはずです。そこで次に、秋田県、大阪府の地域住民男女4780人を対象として、日常生活において声を出して笑う頻度と糖尿病との関連を見たところ、ほぼ毎日声を出して笑う人に比べて、週に1～5日程度笑っている人の糖尿病になるリスクは1・22倍、笑う頻度が週1回未満の人は1・43倍であることがわかりました（図表20）。

さらに、この集団を平均5・4年間追跡調査し、笑いの頻度と糖尿病発症との関連を前

図表20【日常の笑いの頻度と糖尿病】

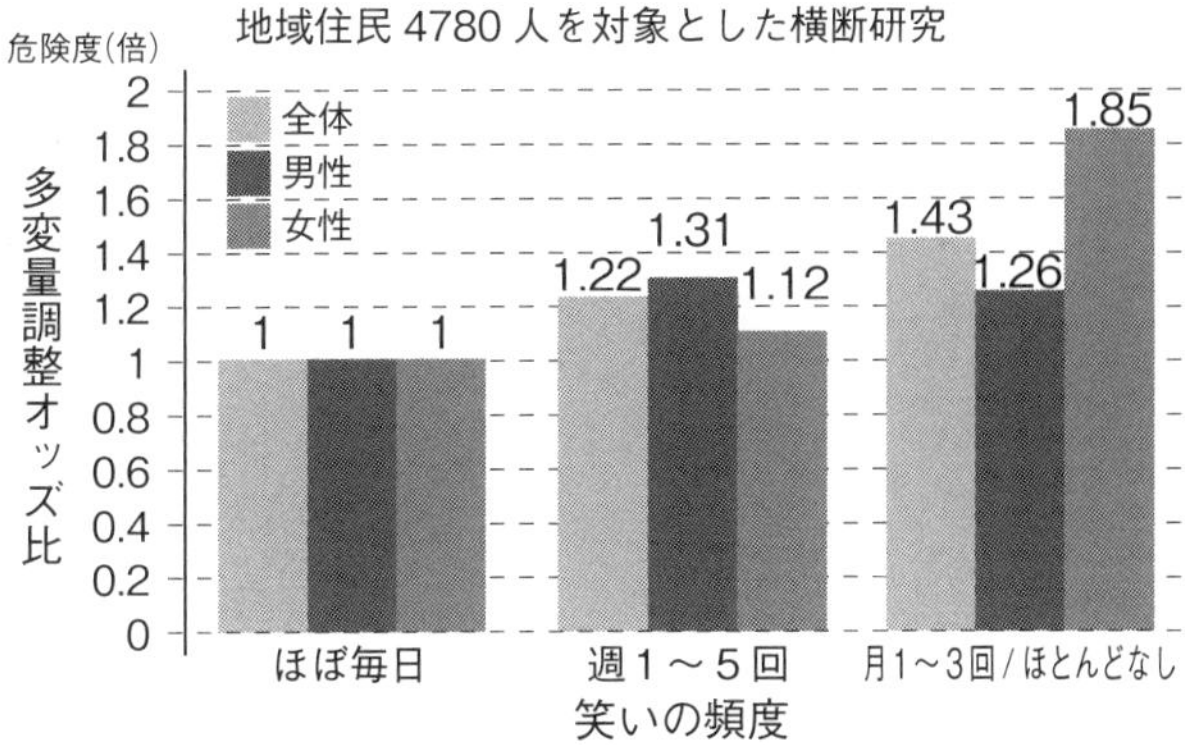


性、年齢、地域、肥満度、喫煙、多量飲酒、運動習慣、うつ症状の有無を調整済

平成25年度厚生労働科学研究報告書

向きに検討した結果、ほぼ毎日声を出して笑っている人に比べて、週1回未満の人は糖尿病を発症する危険度が1・84倍高いことがわかりました。

また、60歳以上の地域住民27人を対象として10週間、120分の笑い療法を施したグループとそうでないグループを比べたところ、笑い療法と軽い運動を実施したグループは、糖尿病の指標となるヘモグロビンA1c《エーワンシー》の値が明らかに改善しました（Hirosaki et al. Geriatr Gerontol Int, 2013）。さらに、骨密度もアップしていました。

なお、私が実施した調査でも、ほかの地域の糖尿病患者を対象として笑い療法のみで検討した結果、同様にヘモグロビンＡ１ｃの値が下がることがわかりました。

このように、どうやら笑いには糖尿病を予防したり、コントロールする効果があるようです。

さらには、笑いが初期の動脈硬化の指標となる血管内皮の機能を改善させる可能性について調べた研究もあります。

健康な人17人に60分間コメディービデオとドキュメンタリービデオを見せたところ、視聴後には、明らかに血管内皮機能が改善したという報告もあります（Sugawara et al. 2010）。

いずれも長期的な効果についての研究はこれからですが、これらのことからも、笑いが健康の指標になるということは十分いえるのではないでしょうか。

## 高齢者も笑顔になる赤ちゃん、動物の力

年齢を重ねるごとに笑いが減っていく（特に男性）ことを考えると、ぜひ高齢者にもっ

と笑っていただきたい。そう思います。

お話ししたように、認知症になってしまうと、さらに笑うことが難しくなってしまいます。

そこで私がおすすめするのが、高齢者でも必ず笑ってしまう〝鉄板ネタ〟。

それが「赤ちゃん」と「動物」です。

高齢者に限らず、赤ちゃんや動物を見ていると、自然に笑みがこぼれたり、癒やされたりすることはわかると思います。

新型コロナウイルス感染症の自粛期間中にペットを飼いはじめた人が増えたという話を聞きましたが、これも家にいる時間が増えたということのほかに、コロナによるストレスから解放されたい、癒やされたいという思いがあったのは明らかでしょう。

実際に高齢者施設では、赤ちゃんや動物と触れ合うことを実施しているところもあります（ただし、現在は新型コロナウイルス感染予防のため、赤ちゃんと触れ合うことはしていないと思われます）。動物を飼えない施設では、動物ロボットを使っているところもあります。

ちなみに高齢者施設では、このあとご紹介する「笑いヨガ」を取り入れて、笑いを体操として実践しているところもあります。

赤ちゃんや動物を見ると、ほとんどの高齢者がにこやかになります。アニマルセラピーを実施している医療施設もありますが、同じ効果があるのでしょう。

病院や高齢者施設はもちろん、家庭でもお孫さんやペットと触れ合うことは健康につながるでしょう。

特に一人暮らしの男性の高齢者は、外を出歩かなくなる傾向があります。

でも犬を飼っている人は、散歩に行く必要があるので、否が応でも毎日外に出ます。犬を連れて歩いていると、知らない人から声をかけられることもあり、会話も生まれます。

また、ペットショップに行って買い物をしたり、ペットの病院に行くなど、外に出て人と会話をする機会が生じます。

一人暮らしになってなかなか笑うことがないとか、人づき合いがないという人は、環境が許せば、ペット、それも散歩の必要がある犬を飼うのもおすすめです。

## 日常生活のなかにある〝笑いのもと〟

東日本大震災などに代表されるような大きなストレスは、日常生活における笑いを減らすことがわかっています。福島県での調査でも、ほかの地域に比べて笑いの頻度が極端に少なかったのです。

一方、このような大きなストレス下でも、笑いの頻度が維持されている人もいます。どんな人たちか調べたところ、「家族が多いこと」「家族が離散しなかったこと」などの状況に加えて、「運動習慣及びレクリエーション活動への参加」が関連していることがわかりました（Hirosaki et al. Qual Life Res, 2018）。

要するに、家族構成と社会活動が笑いを増やすことに関連していたのです。

では、いわゆる〝笑いのもと〟とはなんなのでしょうか。

秋田県、大阪府の30歳以上の地域住民4780人を対象として調査した結果、女性でもっとも多かったのが「家族や友人と話しているとき」でした。「テレビやビデオを観ているとき」「子どもや孫と接しているとき」がそれに続いていました。これは男性でも同様の順番だったのです。

男女ともに人と会話をしているときがもっとも笑いが多く起こるということになります。つまり、笑いを起こすには、人と接する機会を増やす必要があるのです。これを今の状況に置き換えると、コロナ禍で笑いは確実に減っているといわざるを得ません。直接会うことが難しい場合は、電話やメール、ビデオ通話などを使うのもいいでしょう。

それでもまだ、家族がいる、社会活動をしている人はいいでしょう。問題は、一人暮らしの人や、社会活動への参加が苦手、あるいはできない人です。

体調がすぐれない人はもちろん、高齢者などは特に、意識をしなければ「笑う」ということを忘れてしまいかねません。

そこで、面白くなくても笑う、「笑いヨガ」などのユーモアのない笑いが役に立つ可能性が出てきたのです。

## 笑えない人でも笑える「笑いヨガ」

「笑いヨガ（Laughter Yoga《ラフターヨガ》）」は、1995年にインド人の医師、マダン・カタリア博士がつくった健康法です。

すでにお話ししたように、「笑い」は体操として笑っても、面白いと感じて笑っても、体への健康効果がほとんど変わらないということから、笑いヨガが生まれました。

笑いヨガは、ユーモアや冗談、コメディーは一切必要なく、理由なく笑う「笑いの体操」です。

最初はあくまでも体操として笑いますが、みんなで笑っていると笑いの伝染力が働き、だんだんおかしくなり、無理なく笑えるようになってきます。

「笑え」というと、それはそれでハードルが高いと感じる人もいるでしょう。

でも、実は面白くなくても形として笑えればＯＫ、ウソ笑いでもＯＫなのです。

すでに述べたように、笑うことそれ自体に運動効果が期待できます。したがって、感情は抜きにして、体操として笑ってしまえばいいのです。

私が笑いの研究をはじめた頃、「そもそも〝何を使って〟笑わせたらいいのだろうか」と考えていました。そして、あれこれ考えた末に、落語を選びました。

実際に試してみると、落語は笑える人と笑えない人がいることがわかりました。そこで次は漫才で試してみたのです。

ところが、漫才も落語以上に年齢によって笑いに差が出ることがわかりました。例えば若手の漫才師だと若い人しか笑わないのです。

当然のことながら、何が面白いと思うかは個人差がありますし、落ち込んでいるときなど、そのときの精神状態によっては、笑うことはできません。

それなら、面白いものを鑑賞するよりも、ただ単に「ハハハ」と声を出せばいいのではないかと思ったのです。「ハハハ」と笑う動作は、誰でもいつでもできます。

そうして笑いヨガを取り入れるようになりました。

笑いヨガなら、笑うという行動をとっているだけなので、全員が笑える。感情は無視して、笑う行為だけをすればいいのです。

実際に、笑いヨガと落語のストレス解消効果を調べてみました。落語でも7割くらいの人のストレスホルモンが減るのですが、笑いヨガでは9割もの人のストレスホルモンが減ったのです。

ここでも、笑うという行為自体にストレスを減らす効果があることがおわかりいただけると思います。

## 「笑いヨガ」で肩こり、冷え性まで改善

笑いヨガでは体操と呼吸法を組み合わせることにより、有酸素運動とリラクセーションの2つの効果が期待できるため、健康法としてもおすすめです。

笑いヨガは今、世界108カ国に広がっていて、日本でも認知度が上がっています。日本での笑いヨガの指導者だけでも、5000人以上いるといわれています。

基本動作は40バージョンほどありますが、それにアレンジを加えたり、指導者がそれぞ

れオリジナルのものをつくったりしてどんどん増えています。

笑いヨガを実践すると、肩こりがよくなった、冷え性が改善した、寝つきがよくなったといわれることがよくあります。血流がよくなることが一因でしょう。

またうつの方の場合、症状が重いとそもそも笑いヨガに取り組めませんが、症状が軽い方、あるいは回復期の方には、うつ症状そのものが軽減されるなどの効果があります。

さらに、痛みを軽減する効果も期待できます。

笑いヨガではありませんが、日本の研究で、リウマチの患者さんに落語を見せて笑わせたあと、痛みが軽減して炎症物質やストレスホルモンが減ったという報告があります。先にがん患者さんの痛みを減らす効果をお伝えしたように、笑うことと痛みの軽減には、なんらかの関連があるのは間違いありません。

実際、緊張すると痛みが増幅します。注射が苦手な人が怖がっていると、余計に痛みを感じたりしますよね。手術の前にリラックスさせるために音楽を聴かせる病院もあるほどです。

将来的には、痛みの軽減に笑いヨガが使われる日も遠くないのではないかと思います。

毎日体重を測ったり、1日に何歩歩いたか歩数計をチェックするように、1日のなかで笑いも意識するようになれば、健康効果が期待できます。

笑いには基本的に副作用はありません（ただし、笑いすぎて気胸《ききょう》になったり、心筋梗塞になった人がいるという症例は報告されています）。

たくさん笑って元気になりましょう。

## 笑いヨガのやり方

### ホホハハ体操（準備運動）

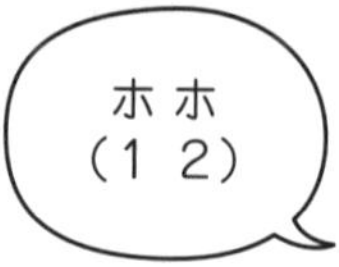


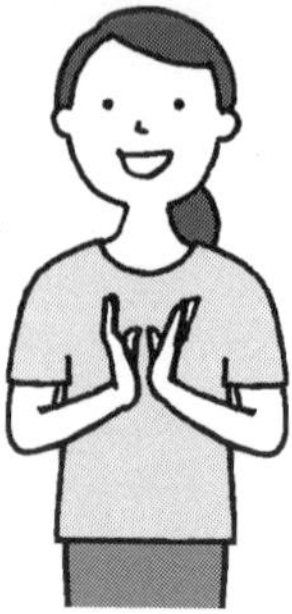

❶「1、2、1 2 3」のリズムで手拍子をしながら声を出す。「1、2」のとき胸の前で手拍子をし、「ホ、ホ」と声に出す。

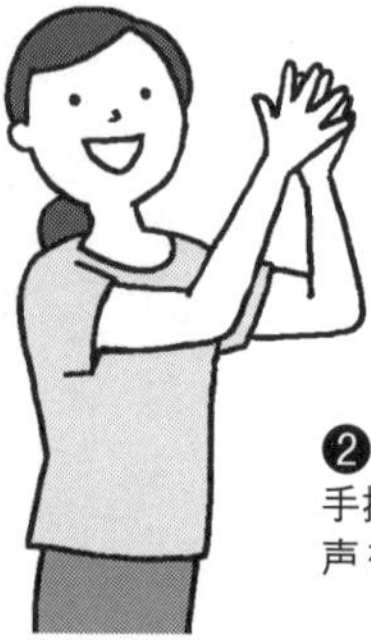

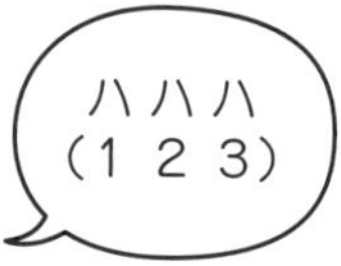


❷「1 2 3」のとき顔の横で手拍子をし、「ハ、ハ、ハ」と声を出す。

❸ 再び胸の前で「1、2」と手拍子をし、「ホ、ホ」と声を出す。

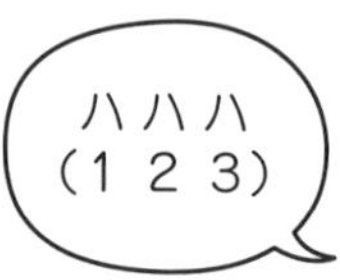


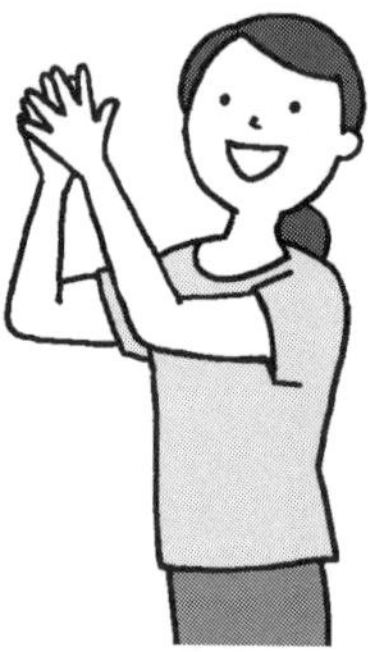

❹ ❷とは反対側で「1 2 3」と手拍子をし、「ハ、ハ、ハ」と声を出す。
この動きを数回繰り返す。

## アロハ笑い

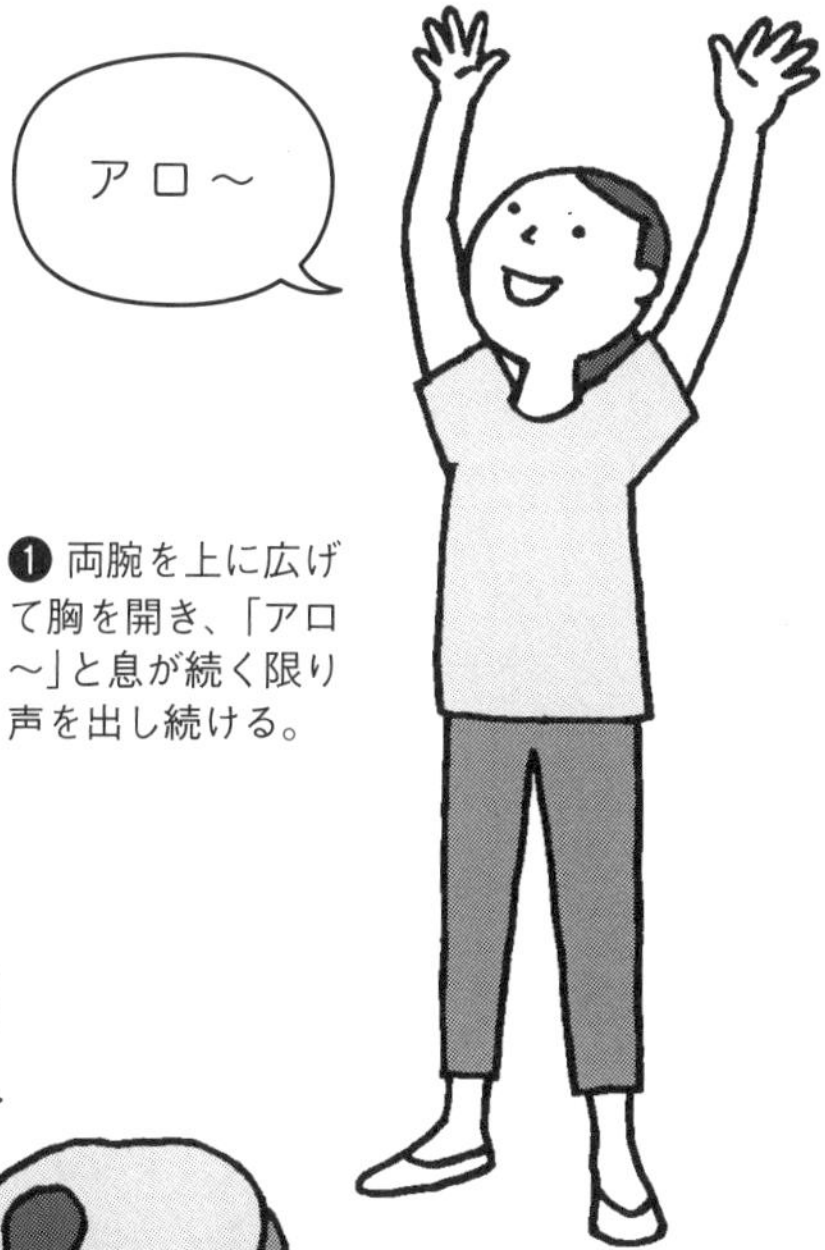


❶ 両腕を上に広げて胸を開き、「アロ～」と息が続く限り声を出し続ける。

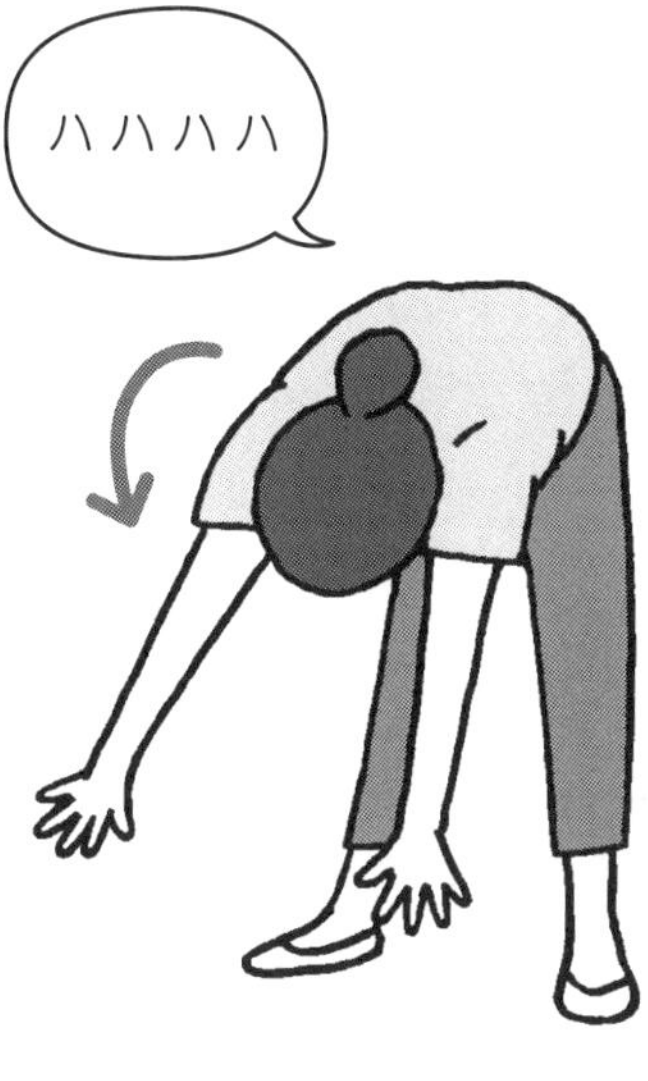


❷「ハハハハ」と前にかがみながら息を吐く。❶❷の動きを３回繰り返す。

※最後に「ホホハハ体操」をおこなう。

## 昆布笑い

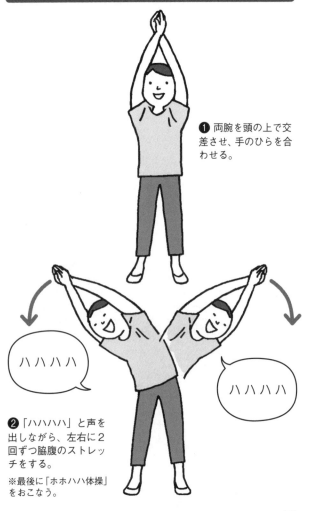

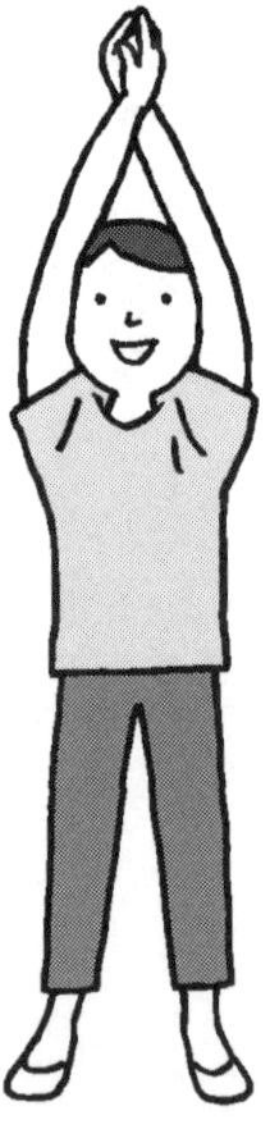

❶ 両腕を頭の上で交差させ、手のひらを合わせる。

❷「ハハハハ」と声を出しながら、左右に2回ずつ脇腹のストレッチをする。

※最後に「ホホハハ体操」をおこなう。

## ミルクセーキ笑い

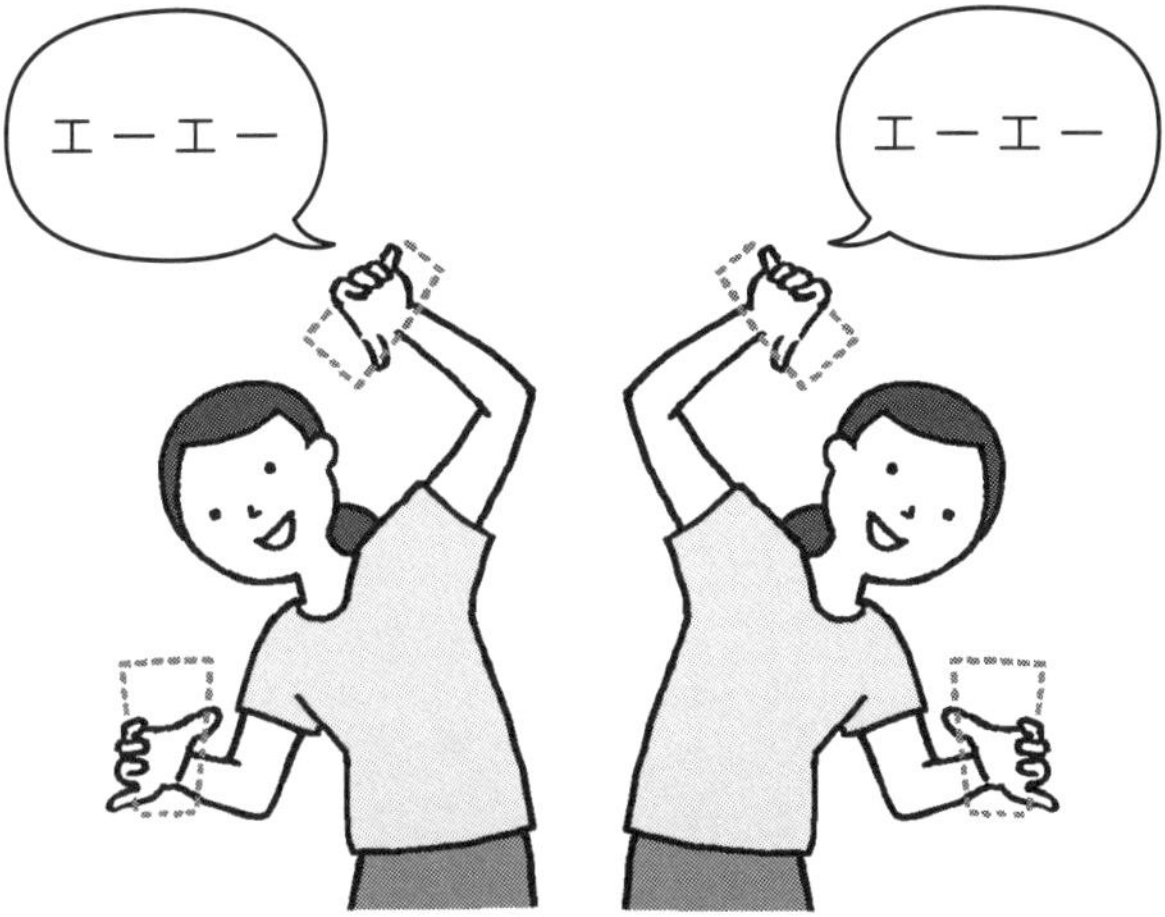


❶ 想像上のコップを両手に持ち、「エーエー」といいながら、3、4回中身を移し替える。

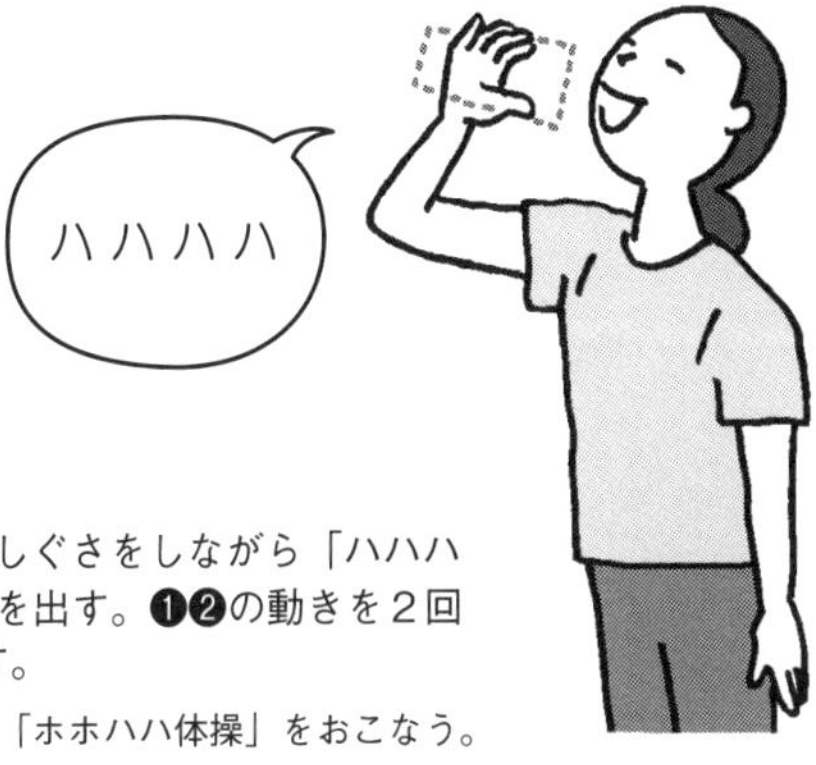


❷ 飲むしぐさをしながら「ハハハハ」と声を出す。❶❷の動きを2回繰り返す。

※最後に「ホホハハ体操」をおこなう。

参考文献『笑いヨガで超健康になる！』（高田佳子、マキノ出版）

## 「怒り」「不安」は無理に手放そうとしなくていい

怒りや不安を感じたとき、私たちはどうすればいいのでしょうか。上手に手放す方法はあるのでしょうか。

怒りをコントロールするのは非常に難しいものです。

怒ったときの対処法もいろいろ紹介されています。キレそうになったとき、よく10まで数字を数えて……などといわれることがありますが、怒っている瞬間はそんなことは忘れてしまいますよね。怒っている人に「ひと呼吸おいて」などといっても、耳に入ってこないでしょう。それができないから怒ってしまうわけです。

正直なところ、怒りをなくしたり、怒りそのものに対処したりするのは難しいと私は思っています。もし怒りの原因がわかっているのであれば、その原因に対して対策を講じるしかないでしょう。怒る「前」の対処が重要です。

それ以外に怒りについてできるのは、普段の生活に気をつけることです。

睡眠不足や栄養バランスの乱れなど、不規則な生活からイライラが生じることが多いので、生活習慣から心身の健康を保つ努力はしてほしいと思います。

また、怒りはずっと続くわけではないので、怒ってしまった「あと」にどのような行動をとるかが大切です。ここは自分で制御できるのではないでしょうか。

一方、不安も自分でなくせるものではないため、基本的にはそのままにしましょう。そのまま〝ある〟ものとしておき、闘ったり、あらがおうとしたりしないことです。

これまで何度も不安を経験してきた人や、パニック症状がある人ならなおさら、経験的に不安がいつかは消えるものだとわかっているはずです。不安がずっと続くことはないのです。つまり、嵐が過ぎ去るのを待つのです。

そのうえで、自分がこれまでやってきて効果があったことをやってみるのもいいでしょう。不安を経験してきた人は、だんだん何をしたらリラックスできるのか、不安を減らすことができるのか、わかるようになるものです。

今まで試したもので比較的よかったもの、例えば歌を歌うのもいいですし、好きな音楽を聴いてお茶を飲むのもいいですし、寝てしまうのでもいい。何かしら自分がおこなうことで不安を減らせるのであれば、それだけで十分です。

不安があるから何もできないという状態よりも、何か自分でできることがある状態のほうが、ずっとラクになれます。

よく、「何が不安なのか客観的に考える」とか、「自分の不安としっかり向き合って」などといわれることがあります。もちろん、人によっては、「これが起こると不安になる」と原因がはっきりわかっている方もいます。そういう人はその不安と向き合って対処してもいいのですが、なかには、なんだかわからないけれど不安がワーッと押し寄せてくるという人もいます。

そういう原因不明の不安については、実際、抑えようにも抑えられませんし、対処することも難しいのです。そういう不安については、不安は不安としてあるがままに受け入れるというのが1つの方法だと思います。

## 感情を変えるのではなく、行動を変える

ストレスやネガティブな感情というものは、個人個人の力だけではなくせないものです。
また、ストレスはある意味、人生のスパイスという見方もあります。スパイスの利いていない食事を物足りなく感じるように、ストレスがまったくない人生も退屈かもしれません。むしろスパイス程度のストレスがある生活によってメリハリがついたり、生きがいを感じたりすることもあるでしょう。

人は自分自身で感情をコントロールすることは非常に難しいものです。先にもお話ししたように、怒りや不安は自分で完全に抑えられるものでもありません。

でも、「行動」を変えることはできるのです。

不安だからといって、歩くことはできないかといったら、できますよね。食べることも、笑うこと（楽しくなくても笑いヨガなどの運動として）だってできるわけです。

感情に対して、感情そのものをどうにかしようとするよりも、行動を変える。非日常の体験を取り入れることが、感情を切り替えるコツでもあり、そのほうがずっと早いのです。

日常生活のルーティンが続くと、それがストレスになることがあります。それをいったんリセットするには、非日常的な体験がおすすめです。

## 「非日常体験」で負の感情をリセットする

非日常体験というと、ハードルが高そうな印象を受けるかもしれませんが、とても簡単です。具体的には、

・歌を歌う
・運動する
・映画館に行く
・ちょっといいレストランで食事する
・温泉やマッサージに行く

などがあります。

歌を歌うときは、できれば自分の部屋ではなく、違う環境で歌うほうが効果的です。新型コロナウイルスの影響で、なかなかカラオケも行きにくくなってしまいましたが、自分

の部屋だったとしても、できるだけ歌手になりきって歌うとストレス解消になります。

また、運動をすることは気分転換になるのはもちろんですが、運動によって血流がよくなり、脳内のドーパミン（快楽物質）が増える効果もあります。

家でDVDを観るよりも映画館で映画を観るメリットは、そこが非日常空間であることです。家にいれば電話がかかってきたり、スマホをチェックしたり、ちょっと家事をしてしまったりしますが、日常と断絶された空間で映画に入り込むことで、日常生活を忘れ、ストレス解消につながりやすくなります。

いつもより少しいいレストランでおいしいものを食べるのもおすすめです。ストレスがたまると、人はどうしても甘い物や脂っこい物に手が伸びてしまいがちですが、そうなる前に、おいしいものを食べて気持ちをリラックスさせることで、ストレスによる無駄な食べすぎを防ぐ効果もあります。

もちろんレストランでなくても、それが美容院だったり、温泉やスーパー銭湯やマッサージでもなんでもいいのです。

忙しくてストレスが多い人は、得てしてすぐに「時間がない」といいます。運動する時間がない、ごはんを食べに行く時間がない、映画を観る時間がない、というように。

でも、非日常的な時間というものは、意識的につくったほうがいいでしょう。まず先に、スケジュールに非日常時間のための予定を入れてしまうくらいしないと、難しいかもしれません。

ちなみに私自身のストレス解消法は、「ジョギングをしながら落語を聴くこと」です。落語が終わるまでなんとなく走ってしまうので、途中で止めにくいというメリットがあります。運動と笑いのダブルの効果があるのでおすすめです。笑いながら走っているので、怪しまれてしまうことがあるのが難点なのですが……。

それ以外にやっているのは、「寝ること」です。睡眠が妨げられると翌日のパフォーマンスが落ちますし、イライラします。仕事のためにも、ストレス解消のためにも、睡眠時間はしっかりとるようにしています。

## 感情は良くも悪くも「伝染」する

「不安」などのうつ症状は、ほかの人にも伝染します。

ある人がうつ症状になると、まわりの人にもだんだんうつ症状が出てきます。

このような研究のもととなったのは、「肥満は伝染する」という研究です（2007年『ニューイングランド・ジャーナル・オブ・メディシン』誌が公表したフラミンガム研究）。身近な人が肥満になると、自分も肥満になるというものです。

約1万2000人を32年間にわたって経過観察したところ、自分の配偶者が肥満になった場合、自分も肥満になる確率は37％増加、兄弟姉妹が肥満になった場合、40％増加、親しい友人の場合は57％増加することがわかりました。特に兄弟や友だちが同性であるほど、その影響は強く見られました。

同様に「うつ症状」についても研究したところ、特に女性の友だちのうつ症状は、自分にも影響することが明らかになりました。

一方で、笑いも伝染します。笑っている人を見ると、おかしくもないのに自分も笑ってしまうことはありませんか。

海外のある動画で、1人の男性が電車に乗っていて、突然笑い出すというものがありました。最初はほかの乗客も不審な様子で見ているのですが、男性があまりにもおかしそうに声を上げて笑い続けているので、だんだんほかの乗客も笑いはじめます。そしてとうとう車両に乗っている人全員が笑い出すのです。

笑い声を聞くだけで、ストレスホルモンであるコルチゾールが低下するという研究もあります。

実際、先にご紹介したフラミンガム研究で、幸福感も伝染することがわかっています。1マイル以内に住んでいる友人が幸せになると、自分も25％幸せになる確率が増加し、隣人が幸せになると34％増加することがわかりました。

なぜ、うつ症状や笑いなどの感情は伝染するのでしょうか。

理由の1つとして、脳内のミラーニューロンという神経細胞が関係しているのではないかといわれています。

ミラーニューロンとは、ひと言でいえば「ものまね細胞」です。他者の行動を見たときに、自分も行動しているかのような反応を示す働きとかかわっています。

例えば先ほどの電車内で笑いが伝染したエピソードもその1つ。同様に、お笑い番組で実際に観客がいないのに、効果音として笑い声が使われることがあります。他人の笑い声を聞くと、それほどおかしくなくてもつられて笑ってしまうのは、ミラーニューロンのせいです。もっとわかりやすい例では、もらい泣きなどもそうでしょう。

人の話を聞くときに、同じように相づちを打ってしまうのもそうです。聞いているうちに感情移入してしまう、いわゆる、感情の共有化です。

そうしていくうちに、どんどん感情は伝染していくのです。

以上のようなことからも、心も体も健康でいるためには、どんな人とつき合うか、どんな環境に身を置くかが重要だといえるでしょう。

## 笑いは人生の困難を乗り越える「武器」になる

東日本大震災の際、とても救いだったのは、人と人のコミュニケーションが制限されていなかったことです。

特に福島県では放射線に対する不安、経済的な不安などさまざまな不安を抱えていましたが、同じような不安を持った人同士で話をすることができていました。そしてもう1つ、芸人さんたちが福島県まで足を運び、たくさん笑わせてくれました。

当初、芸人さんたちのなかには、被災されている方々に対して笑わせるなんて不謹慎ではないか、と心配していた方もいたそうです。でも結果的に、被災地のみなさんはとても喜び、多くの人が「笑わせてくれてありがとうございます」と感謝をしていました。

先ほどもお話ししましたが、笑っているときだけは、頭のなかが空っぽになります。普段、どんなに不安を抱えていても、笑っている瞬間は忘れられるのです。

同じようなエピソードはいろいろあります。

北朝鮮の拉致被害者の蓮池薫《はすいけかおる》さんが、新潟県の笑い学会で特別講演をされたことがあります。テーマは「極限の中で生き抜く智恵と笑いの力」。その講演で、北朝鮮にいたときに生き抜くことができた理由として、2つのキーワードを挙げていました。

1つは「希望」です。いつかは日本に帰ることができるという希望を持ち続けたことが、生きる糧《かて》になったといいます。

そしてもう1つが「笑い」だったそうです。ストレスフルな毎日の生活のなかで、笑っているときだけ、自分が拉致されたことを忘れられたのです。

蓮池氏いわく、笑いは遠泳における息継ぎのようなものだったといいます。つまり、笑いがなければ先が見えない長い道のりを生き続けることはできなかったということです。

また、2010年に発生した、チリのコピアポ鉱山落盤事故は、記憶に新しい人も多いのではないでしょうか。鉱山作業員たちが地下深くに閉じ込められたものの、事故から69日後に全員が救出された、奇跡の生還劇です。

作業員のリーダーとして采配をふるっていた現場監督が、後に新聞に寄稿していたのですが、そのテーマが「究極のストレスを生き抜くためのキーワード」というもの。

そのキーワードの1つも、やはり「希望」でした。地下道のなかに閉じこめられても、絶対に助かるのだという希望です。そしてもう1つが「楽観的に考えること」。制限された空間のなかでも何か楽しもうと、カードゲームをやったり走ったりして楽しむことを見つけていたそうです。

さらにもっとすごいのは、『夜と霧』の作者である精神科医、ヴィクトール・フランクル氏の言葉です。彼は第2次世界大戦下でアウシュビッツに収容されていましたが、そこで生き抜いた人と死んでしまった人には明確な違いがあったと述べています。

生き抜いた人には2つのキーワードがあり、1つめはやはり「希望」でした。いつか収容所を出られるのではないかという希望です。逆にいうと、希望を失い、絶望に陥った人が亡くなっていったのです。

そして2つめのキーワードは「ユーモア」でした。

人間扱いをされなかった収容所のなかで、お互いジョークをいい合って笑い合えること。これが自分たちの人間性を保つためにとても重要だったと述べています。

奇《く》しくも同じような状況にあった3人が、希望と笑いやユーモアが重要だということを語っているのがとても印象的です。

笑いやユーモアによって、一瞬でもストレスを忘れることができるのは、世界共通のようです。人生の困難な時期を乗り越えるために、「笑い」は心強い味方になってくれるでしょう。

COLUMN

## 友だちはお金よりも大切？

さまざまなデータを紹介してきましたが、なかには「お金持ちほどよく笑う」「結婚している人のほうがよく笑う」という調査結果もあります（Imai Y, et al. BMJ Open. 2018）。

男性9912名、女性1万994名を調べたところ、性別にかかわらず、収入が多ければ多いほど、よく笑うことがわかりました。

「お金持ちだから笑う」のか、「笑うからお金持ち」なのか、どちらだと思いますか？

実は「笑っているからお金持ち」が正解なのです。

アメリカの大学の研究で、大学の卒業アルバムで笑っていた人と笑っていなかった人を30年間追っていくと、笑っていた人のほうがその後、社会的に成功していた人が多かったのです。

また、「結婚している人のほうがよく笑う」のデータで面白いのが性差です。

COLUMN

男性の場合、どんなにお金を持っていても、妻がいない人はほとんど笑っていない。でも、お金はなくても、妻がいる人は笑っているのです。「妻がいないお金持ち」より、「妻がいる貧乏（失礼！）」のほうが幸せというわけです。

ところが女性の場合、結婚は笑いには関係ないようです。夫がいる人といない人で、大きな差はありませんでした。

同じようなデータで、友だちと会う頻度と収入の関連を調べたところ、男女問わず、お金のあるなしにかかわらず、友人と会う頻度が高い人ほどよく笑うことがわかりました。要するに、お金持ちよりも、いい友人がいることのほうが笑いにつながるのです。

新型コロナウイルスの影響で、収入は減り、友人と会う頻度も減り、笑う機会は少なくなっているかもしれません。

だからこそ、体の健康はもちろん、心の健康のためにも、笑いのある生活を送っていただきたいと思います。

「笑門来福」。笑う門には「幸せ」も「健康」もやってくるのです。

# おわりに

この10年、震災、台風、大雨洪水などのさまざまな自然災害が起こりました。加えて、新型コロナウイルス感染症が世界的流行となり、私たちの暮らしに大きな影響を与えています。

おそらく、この先もさまざまな災害が起こってくるでしょう。したがって、私たちは多くの種類のストレスや不安と向き合っていかなければなりません。

しかし、ストレスや不安はそう簡単には減らないですし、ゼロになることもありません。そこで、ネガティブなストレスや不安はそのままにして、ポジティブな気持ちを持ったり、ポジティブな行動をとることで、ネガティブなストレスや不安の影響を弱めることができるという考え方が増えてきました。

みなさんは自分の生活のなかに、「生きがい」「やりがい」「楽しみ」「目標」などポジティブなものをいくつ持っているでしょうか。どんな小さなことでもよいので、生活のなかにポジティブなものを増やしていきましょう。それが、きっとストレスや不安とうまくつき合う自分をつくってくれるでしょう。

本書では、感情を〝毒〟にしないコツをお話ししてきましたが、実は今回、自分のなかでもこれまで感情に行動が支配されていた部分があることに気がつきました。

これまで私は仕事上、研究論文の執筆には多くの時間を割いてきましたが、それを理由に一般向けの本の執筆依頼があっても先延ばしにしていたのです。でも、実は単に「面倒くさい」という感情がそこに大きく影響していたと思われます。

それが今回、出版社の編集の方が積極的に（半ば強引に：笑）私のスケジュールの空いた時間をどんどん押さえて打ち合わせ時間をつくり、時間を空けずに（一時期は、ほぼ毎日のように）催促してくれたことで、本書を世に出すことができました。まさに「行動」と「ソーシャルサポート（社会的支援）」が私の感情を変えてくれたのです。

青春出版社の深沢美恵子さんに厚く御礼申し上げます。また、執筆を後押ししてくれた同級生の新宿溝口クリニックの溝口徹先生、執筆にあたり多大なるご支援をいただきましたライターの樋口由夏さんに深く感謝申し上げます。

本書は福島県県民健康調査の分析結果、及び私の恩師である大阪大学大学院の磯博康教授が中心となっておこなっている疫学調査（ＣＩＲＣＳ研究等）の内容を多く紹介しています。

福島県立医科大学放射線医学県民健康管理センター、大阪大学公衆衛生学教室、大阪がん循環器病予防センター、筑波大学社会健康医学研究室、順天堂大学公衆衛生学講座、東京都健康長寿医療センター研究所をはじめとする関連機関の先生方、スタッフのみなさま、調査にご協力いただきました福島県、秋田県、茨城県、大阪府等の地域の行政機関及び住民のみなさま、そして笑いヨガティーチャー等のボランティアのみなさまに心より感謝申し上げます。

私はこれからも地域住民のみなさまと一緒に疾病予防、健康維持・増進のための活動を続けてまいります。

最後になりますが、本書の内容が、読んでくださったみなさまのなんらかのお役に立てるようであれば幸いです。

青春新書
*INTELLIGENCE*

こころ涌き立つ「知」の冒険

## いまを生きる

〝青春新書〟は昭和三一年に——若い日に常にあなたの心の友として、その糧となり実になる多様な知恵が、生きる指標として勇気と力になり、すぐに役立つ——をモットーに創刊された。

そして昭和三八年、新しい時代の気運の中で、新書〝プレイブックス〟にその役目のバトンを渡した。「人生を自由自在に活動《プレイ》する」のキャッチコピーのもと——すべてのうっ積を吹きとばし、自由闊達な活動力を培養し、勇気と自信を生み出す最も楽しいシリーズ——となった。

いまや、私たちはバブル経済崩壊後の混沌とした価値観のただ中にいる。その価値観は常に未曾有の変貌を見せ、社会は少子高齢化し、地球規模の環境問題等は解決の兆しを見せない。私たちはあらゆる不安と懐疑に対峙している。

本シリーズ〝青春新書インテリジェンス〟はまさに、この時代の欲求によってプレイブックスから分化・刊行された。それは即ち、「心の中に自らの青春の輝きを失わない旺盛な知力、活力への欲求」に他ならない。応えるべきキャッチコピーは「こころ涌き立つ〝知〟の冒険」である。

予測のつかない時代にあって、一人ひとりの足元を照らし出すシリーズでありたいと願う。青春出版社は本年創業五〇周年を迎えた。これはひとえに長年に亘る多くの読者の熱いご支持の賜物である。社員一同深く感謝し、より一層世の中に希望と勇気の明るい光を放つ書籍を出版すべく、鋭意志すものである。

平成一七年　　刊行者　小澤源太郎

著者紹介
大平哲也〈おおひら てつや〉
福島県立医科大学医学部疫学講座主任教授。同放射線医学県民健康管理センター健康調査支援部門長。大阪大学大学院医学系研究科招へい教授。日本笑い学会理事。
福島県いわき市生まれ。福島県立医科大学卒業。筑波大学大学院医学研究科博士課程修了。大阪府立成人病センター、ミネソタ大学疫学・社会健康医学部門研究員、大阪大学医学系研究科准教授などを経て現職。専門は疫学、公衆衛生学、予防医学、内科学、心身医学。
循環器疾患をはじめとする生活習慣病、認知症などの身体・心理的リスクファクターの研究および心理的健康と生活習慣との関連について研究。運動や笑いなどを使ったストレス解消法の研究でも知られており、テレビや雑誌などでも活躍している。

感情《かんじょう》を"毒《どく》"にしないコツ　青春新書 INTELLIGENCE

2020年11月15日　第1刷

著者　大平《おおひら》　哲也《てつや》

発行者　小澤源太郎

責任編集　株式会社プライム涌光
電話　編集部　03(3203)2850

発行所　東京都新宿区若松町12番1号 〒162-0056　株式会社青春出版社
電話　営業部　03(3207)1916　振替番号　00190-7-98602

印刷・中央精版印刷　製本・ナショナル製本

ISBN978-4-413-04606-0